人体
经络穴位
使用图册

刘民 主编

U0388353

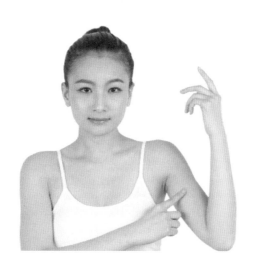

辽宁科学技术出版社
·沈阳·

图书在版编目（CIP）数据

人体经络穴位使用图册 / 刘民主编. -- 沈阳 : 辽宁科学技术出版社，2020.5
ISBN 978-7-5591-0490-8

Ⅰ．①人… Ⅱ．①刘… Ⅲ．①经络－图解②穴位－图解 Ⅳ．①R224.4

中国版本图书馆CIP数据核字(2017)第273512号

人体经络穴位使用图册
RENTI JINGLUO XUEWEI SHIYONG TUCE

策划制作： 深圳市金版文化发展股份有限公司
摄影策划： 深圳市金版文化发展股份有限公司
总 策 划： 周诗鸿

出版发行： 辽宁科学技术出版社
（地址：沈阳市和平区十一纬路25号　邮编：110003）
印 刷 者： 辽宁新华印务有限公司
经 销 者： 各地新华书店
幅面尺寸： 170mm×240mm
印　　张： 16
字　　数： 400千字
出版时间： 2020年5月第1版
印刷时间： 2020年5月第1次印刷
责任编辑： 郭　莹　邓文军
封面设计： 盛文汉
责任校对： 王玉宝

书　　号： ISBN 978-7-5591-0490-8
定　　价： 49.80元

联系电话：024-23284376
邮购热线：024-23284502

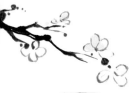

目录 Contents

第一章
人体经络穴位基础知识

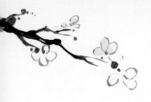

第二章
人体脏腑的晴雨表——十二正经及其常用腧穴

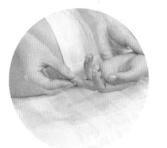
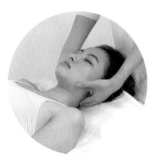
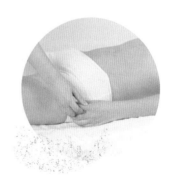

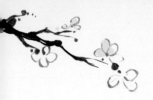

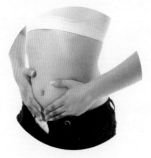

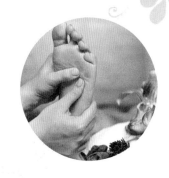

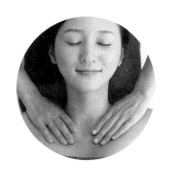

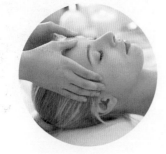

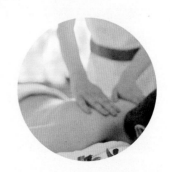

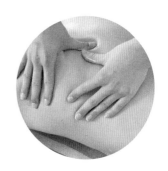

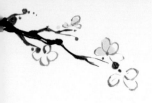

第三章
阴经、阳经的统帅——任督二脉

第四章
隐藏在身体里的秘密——经外奇穴

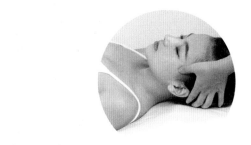

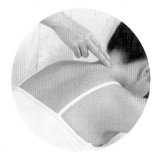

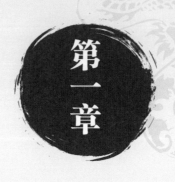

第一章

人体经络穴位基础知识

《黄帝内经》中说，经络是『人之所以生，病之所以成，人之所以治，病之所以起』的根本，可见经络穴位对于人体健康的重要性。在养生知识日益普及的今天，经络穴位疗法早已融入了我们的生活当中，因为这种疗法不仅有效，而且绿色健康，所以受到广大老百姓的青睐。当然，经络穴位疗法不同于传统中医学和现代的西医学。那么，经络穴位到底是怎样的存在？与我们的身体健康有着什么样的关系呢？下面，就让我们一起去了解存在于我们身体中的奥秘吧！

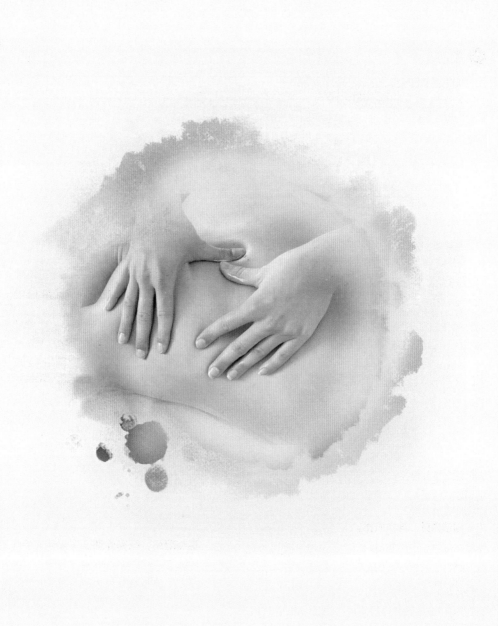

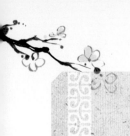

经络穴位的基本概念

✿ 经络

01 经络的含义

　　根据《灵枢·脉度》中讲述："经脉为里，支而横着为络，络之别着为孙。"按照这样的说法，经，有路径、干线的意思，经脉是经络的主干部分，它包括十二经脉和奇经八脉，以及附属十二经脉的十二经筋、十二经别、十二皮部等；络，有网络的意思，络脉是经脉的分支，遍布全身，无处不至，它包括十五络、浮络、孙络等。这些经络是人体的重要组成部分，人体通过经络系统有规律地活动和错综复杂地联络交会，把人的脏腑、骨骼、皮肉等联结在一起，从而形成一个有机的统一整体。如下图：

人体经络系统组成图	经络	经脉	十二经脉： 十二经别、 十二经筋、 十二皮部	手三阴经：手太阴肺经、手厥阴心包经、手少阴心经
				手三阳经：手阳明大肠经、手少阳三焦经、手太阳小肠经
				足三阴经：足太阴脾经、足厥阴肝经、足少阴肾经
				足三阳经：足阳明胃经、足少阳胆经、足太阳膀胱经
			奇经八脉：任脉、督脉、冲脉、带脉、阴维脉、阳维脉、阴跷脉、阳跷脉	
		络脉：十五络脉、孙络、浮络		

02 经络的作用

生理作用

　　沟通内外，连接肢体。人体的脏腑、四肢、骨骼、五官、皮肉等组织器官，虽然生理功能不同，但是人的整个机体相互之间是密切联系的，同时又进行着有规律的整体活动，而这些"联系"和"活动"主要是依靠经络系统的联络来实现的。

　　运行气血，调养全身。气血是人体生命活动的物质基础，而气血的传输，必须要依赖全身的经脉运行才能完成。《内经》中指出："经脉者，所以行血气而荣阴阳，濡筋骨，利关节者也。"

意思是，经脉具有运行气血、调养全身的作用。

　　平衡阴阳，抵御外邪。人体器官有了充足的气血供养，人的机体就会充满正气，这些"正气"正是人体抵御外邪入侵的重要屏障，有了这些屏障，人体的阴阳之气才能保持平衡，人的身体才能保持健康状态。

病理作用

　　反映病症。由于经络遍布全身、相互联系，构成了有机的整体，尤其是十二经脉与十二脏腑的关系，当脏腑出现病变时，就会通过经络反映在相应的穴位上，这样我们就可以通过经脉所反映出来的特征，来判断病症的内在原因。

传输疾病。由于经脉能运行气血，气血乃全身器官正常工作的根本，尤其是经脉与脏腑之间的密切联系，使得经络成为脏腑疾病传注的途径。当外邪入侵时，如果不及时治疗，往往会很快影响到脏腑，例如，风寒侵入体表，会导致咳嗽、气喘等肺部疾病；反之，当脏腑出现病变时，也会累及经脉，这些现象都可以说明，疾病是可以通过经脉相互影响的。

03 十二经脉

分布

（1）左右对称地分布于人体头面部、躯干部、四肢部，纵贯全身。

（2）阴经隶属五脏，行之于四肢内侧，太阴在前，少阴在后，厥阴在中；阳经隶属六腑，行之于四肢外侧，阳明在前，太阳在后，少阳在中。

（3）手足三阳经都上行至头面，手足三阴经不上行至头面，所以，《难经·四十七难》中说："人头者，诸阳之会也。"

组成

十二经脉是经络系统的主体，具有表里结合、直属脏腑的特征。十二经脉也被称为"十二正经"，包括手三阴经（手太阴肺经、手厥阴心包经、手少阴心经）、手三阳经（手阳明大肠经、手少阳三焦经、手太阳小肠经）、足三阴经（足太阴脾经、足厥阴肝经、足少阴肾经）、足三阳经（足阳明胃经、足少阳胆经、足太阳膀胱经）。这十二条经脉连接了人体内部心、肺、肝、脾、肾、大肠、小肠、胃、胆、膀胱、三焦等五脏六腑，并使这些脏腑按照十二时辰的变化周而复始地运转。如右图：

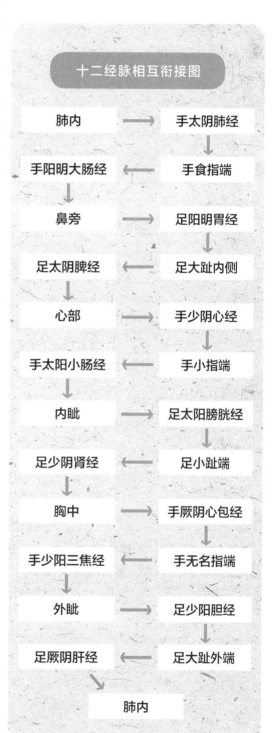

十二经脉相互衔接图

肺内 → 手太阴肺经 ↓
手阳明大肠经 ← 手食指端 ↓
鼻旁 → 足阳明胃经 ↓
足太阴脾经 ← 足大趾内侧 ↓
心部 → 手少阴心经 ↓
手太阳小肠经 ← 手小指端 ↓
内眦 → 足太阳膀胱经 ↓
足少阴肾经 ← 足小趾端 ↓
胸中 → 手厥阴心包经 ↓
手少阳三焦经 ← 手无名指端 ↓
外眦 → 足少阳胆经 ↓
足厥阴肝经 ← 足大趾外端 ↓
肺内

04 奇经八脉

组成

奇经八脉是督脉、任脉、冲脉、带脉、阴维脉、阳维脉、阴跷脉、阳跷脉的总称。《十四经发挥·卷下》中说："脉有奇常，十二经者，常脉也；奇经八脉则不拘于常，故谓之奇经。"奇，就是奇异、特殊的意思，与十二正经不同，它既不隶属脏腑，也无表里关系，其运行也没有规律，因此被称为"奇经"。

作用

密切了十二经脉的联系。奇经八脉将部位相近、功能相似的经脉连接起来，自成一体，从而达到统摄有关经脉气血、协调阴阳的作用。例如，督脉被称为"阳脉之海"，任脉被称为"阴脉之海"，冲脉总领诸经气血的要冲，被称为"血海""十二经之海"。

对十二经脉的气血有蓄溢调节的作用。如果把十二经脉比喻成一条条河流，那么这些特殊的经脉就是这些河流旁边的湖泊——当脏腑气血旺盛时，加以蓄积；当人体气血不足时，又能渗灌供应。

奇经八脉人体位置与交会经脉简表

名　称	人体位置	交会经脉
督　脉	后正中线上	足太阳经、任脉
任　脉	前正中线上	足阳明经、督脉
冲　脉	腹第一侧线	足少阴经
带　脉	腰侧	足少阳经
阴　维	下肢外侧、肩、头部	足少阴经、足太阴经、足厥阴经、任脉
阳　维	下肢内侧、眼	足太阳经、足少阳经、手太阳经、手少阳经、督脉
阴　跷	下肢外侧、肩、头项	足少阴经
阳　跷	下肢内侧、腹第三侧线、颈	足太阳经、足少阳经、手太阳经、手阳明经、足阳明经

05 十二经筋

组成

经筋，是指与十二经脉相连之筋的总称。《说文解字》中说："筋，肉之力也。"即产生力量的肌肉。"腱"是"筋之本"，是附着在骨头上的部分，所以"筋"和"腱"是不能分开的。十二经筋是十二经脉的外围部分，是肉、关节系统的总体。

特点

十二经筋位于十二正经相应区域的皮部深层，呈"心"形分布，有的进入体腔，但不直接进入脏腑，最后终止于头面部。例如，手三阳经和足三阳经的经筋，其性多刚，主要分布于肢体外侧和躯干背面；手三阴经和足三阴经的经筋，其性多柔，主要分布于肢体内侧和躯干的前面。

作用

《灵枢·经脉》中讲到"筋为刚，肉为墙"，因此，我们可以理解为十二经筋的主要作用是运动和保护脏腑，以利于关节活动，保持人体正常的运动功能。如果人体经筋发生病变，可能会导致多种运动障碍疾病，例如抽搐、瘛疭（痉挛）等。了解十二经筋的作用，对于运用适当手法治疗肢体关节疾病有重要的意义。

06 十二经别

含义

十二经别是十二正经深入人体内部的支脉，又与络脉有所不同，故称"经别"。

特点

"离、入、出、合"是经别循行的特点。十二经别多从四肢肘膝部的正经离别（离），经过躯干，深入内脏（入），在头顶部浅出体表（出），阴经经别从正经分出后，与相表里的阳经经脉会合（合），阳经经别从正经分出后，与同名的阳经经脉会合，手三阳三阴、足三阳三阴组成六对，故有"六合"之称。具体如下表。

十二经别"离、入、出、合"简表

经　别	离	入（胸腹部）	出（颈项穴）	合（阳经）
足太阳	相应的正经	肾、膀胱	脖子	足太阳膀胱经
足少阴				
足少阳	下肢	肝、胆	眼睛	足少阳胆经
足厥阴				
足阳明	髀部（大腿）	脾、胃	鼻	足阳明胃经
足太阴				
手太阳	腋部	心、小肠	眼内眦	手太阳小肠经
手少阴				
手少阳	相应的正经	胸、三焦	耳后	手少阳三焦经
手厥阴				
手阳明	相应的正经	肺、大肠	缺盆	手阳明大肠经
手太阴				

（1）十二经别加强了人体内外、脏腑的联系和作用。

（2）加强了十二经脉对头面部的联系。前面我们知道，阴经是不上行至头面部的，但是阴经经脉相应的经别都是在头部会合，所以手足三阴经能够治疗头部的疾病，与阴经的经别运行特点是分不开的。

（3）使十二经脉对人体各部分的联系更为紧密，扩大了经穴的主治范围。例如，胃经不经过心脏，心经不经过胃部，但是足阳明胃经的经别与胃有联系，这些经别既散落于脾，又上通于心，为"和胃安神"提供了依据。

07 十二皮部

含义

皮部，是经络系统在人体体表的部分。《素问•皮部论篇》中提道："皮部以经脉为纪"，"凡十二经络脉者，皮支部也"。所以，按照这样的说法，人体的经脉有十二个，则人体体表也应该相应地划分为十二个部分，称之为十二皮部。因此，皮部就是经脉在人体表皮的分区，相对而言，它与络脉的联系更为密切。

特点

十二皮部是根据十二经脉在体表的分布范围而划分的，与经脉的线状分布不同，十二皮部是呈网状分布的，属于"面"的划分。例如，有些皮肤病，像疱疹的出现一般是呈带状分布的，还有些皮肤过敏症状、麻木感都是呈带状分布的，中医认为，这些现象与经络皮部的分布特点有关。

作用

是人体抵御外邪的第一道屏障。十二皮部存在于人体表皮，是人体最外的一层，是机体接触外界环境和气候变化最敏感的组织。皮部与肺是息息相关的，《素问•咳论篇》讲道："皮毛者，肺之合也。"因此，人的肺部疾病多数是由于人体表皮被邪气所入侵，而后感染肺部的。

通过皮部的颜色可以分辨脏腑的病变状况。《内经》中指出："其色多青则痛，多黑则痹，黄赤则热，多白则寒。"还如《素问•刺热篇》说："肝热病者左颊先赤，心热病者颜先赤，脾热病者鼻先赤，肺热病者右颊先赤，肾热病者颐先赤。"由此可见，人体表皮的颜色可以反映人体内部疾病状况。

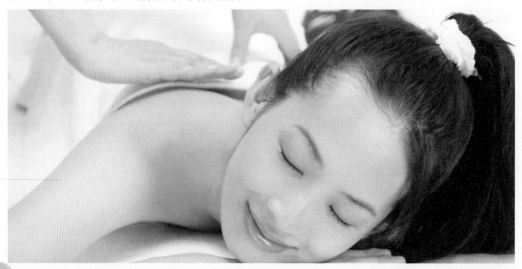

穴位

01 穴位的含义

穴，即穴位，有空隙、聚集的意思。腧穴是人体穴位的统称。"腧"作"输"义讲，也可简写为"俞"，有输注之义。在实际的运用中，腧穴、俞穴在概念上有所区别，应注意区分。腧穴是人们在长期的实践中不断发现的，种类较多、数量庞大、位置复杂，大体上我们可以将其分为经穴、奇穴和阿是穴三类。

02 穴位的作用

输注气血

腧穴是脏腑经络气血出入的特殊部位，其功能与脏腑经络的关系密不可分，经络具有传输气血的作用，腧穴同样具有输注气血的作用，腧穴与经络之间既相互区别，又相互统一。

反映疾病

经络是气血运行的通道，气血运行通畅则人体"正气"充足，反之，则气血失调，阴阳失衡，相应的经络也会发生相应的变化。腧穴作为经络上的一部分，当然可以反映人体脏腑的健康状况。例如，躯干部的穴位，是反映脏腑病痛的重要腧穴。

协调诊断

人体是一个有机整体，人体各个器官、组织彼此协调统一，腧穴作为人体的特殊部位，通过经络与人体各个部位产生联系，因此当人体某个器官、组织发生病变时，就会在相应的经脉上有所反应，这种反应包括腧穴的反应，这对于疾病的诊断和治疗具有很重要的指导意义。

防病治病

腧穴不仅是气血输注的地方，也是小儿针灸、自我按摩等治病方法的刺激点。腧穴能治疗疾病的关键在于，它接受适当的刺激后具有通经脉、活气血、调阴阳、抚脏腑的功效。具体作用有以下三个：

（1）所有的腧穴都可以治疗其所在部位及其邻近组织和器官的病症。例如，取上肢的肩井、风门穴、天突穴、膻中穴等穴位可以治疗肺部疾患；

（2）所有的腧穴，尤其是十二经脉中的经穴，不仅有治疗本经脉循行所涉及的组织、器官、脏腑疾病的功效，还有治疗全身疾病的功效。例如，足三里穴、上巨虚穴可以治疗胃肠疾病；

（3）穴位不同，其相应的作用也有所不同，穴位与非穴位之间的差异也是很明显的。需要指出的是，穴位与穴位之间是相互连接的整体，其不同的作用只是相对的，而不是绝对的。不同的疾病可能会有相同的腧穴参与治疗，一种腧穴可能具备治疗多种疾病的功能。

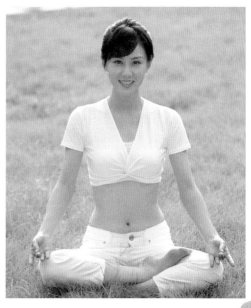

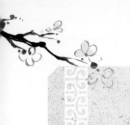

小儿特定穴位

顾名思义，小儿特定穴位，指的是小儿在推拿、按摩方面特有的穴位。这些穴位呈多种形式分布，有"点"状、"线"状，还有"面"状，而且多数分布在小儿的手上，常言道："小儿百脉汇于两掌"，说的就是这个道理。具体位置和作用见下表。

小儿特定穴位置与功能简表

穴 位	位 置	作 用
坎宫	眉头起向眉梢成一条横线	解表发汗、明目止痛、止头痛
天门（攒竹）	两眉中间至前发际成一直线	解表发汗、镇静安神、开窍醒神
耳后高骨	耳后入发际高骨下的凹陷中	疏风解表、安神除烦
天柱骨	颈后发际正中至大椎穴一条直线	降逆止呕、祛风散寒
乳根	乳头直下，乳房根部	宽胸理气、止咳化痰
乳旁	乳外旁开2寸	宽胸理气、止咳化痰
胁肋	从腋下两胁至天枢处	宽胸理气、止咳化痰
腹	位于腹部	健脾温胃、理气消食
气海（丹田）	小腹部（脐下2寸与3寸之间）	培肾固体、温补下元、分清别浊
肚角	位于脐下2寸（石门）旁开2寸的大筋上	止腹痛
脊柱	大椎穴至龟尾（长强）之间，成一条直线	调阴阳、理气血、和脏腑、通经络、清热
七节骨	位于第4腰椎至尾椎骨端，成一条直线	温阳止泻、泻热通便
龟尾	于尾椎骨端，尾骨端与肛门连线的中点处	调理大肠
脾经	拇指侧缘一线（也有说是在拇指末节螺纹面）	补脾经可以健脾胃、补气血；清脾经可以清热利湿、化痰止咳
肝经	位于食指末节螺纹面	平肝泻火、息风镇惊、养心安神
心经	中指末节螺纹面	养心安神、清心泻火
肺经	无名指末节螺纹面	补益肺气、宣肺理气
肾经	小指末节螺纹面	补肾益脑、清利湿热
小肠	位于小指尺侧边缘，自指尖至指根成一条直线	温补下焦、清热利尿
大肠	位于食指桡侧边缘，自指尖至虎口成一条直线	温中止泻、清利肠腑、除湿热

肾纹	手掌面，小指第2指关节横纹处	祛风明目，散瘀结
肾顶	位于小指顶端	收敛元气、固表止汗
四横纹	位于手掌面，食指、中指、无名指、小指第1指间关节的4条横纹	掐四横纹能退热除烦；推四横纹能调和气血、消肿胀
指小横纹	位于手掌面，食指、中指、无名指、小指掌指节横纹处	退热、消胀、散结
掌小横纹	位于掌面，小指根下，尺侧掌纹头	宽胸宣肺、化痰止咳
胃经	位于拇指掌面近手掌端第1节	清胃经可以和胃降逆、去烦止渴；补胃经可以健脾胃、助消化
板门	位于手掌大鱼际表面（双手拇指近侧，在手掌肌肉隆起处）	健脾和胃、消食化积、止腹泻、止呕吐
内劳宫	位于手掌心，握拳屈指时中指与无名指指尖中点处	清热除烦、清虚热
小天心	位于大小鱼际交界处凹陷中，内劳宫穴之下，总筋穴之上	清热利尿、明目
总筋	位于手掌后腕横纹中点	散结止痉、通调气息
大横纹	位于仰掌腕掌侧横纹处近拇指端称阳池，近小指端称阴池	平衡阴阳、调和气血、祛痰散结
左端正	位于中指指甲根桡侧赤白肉际处	升阳止泻
右端正	位于中指指甲根尺侧赤白肉际处	降逆止呕
老龙	位于中指背面，距离指甲根中点1分左右	息风镇惊、醒神开窍
五指节	位于掌背五指的第1指间关节处	祛痰开窍、安神镇惊
二扇门	位于中指指根两侧的凹陷处	发汗透表、退烧平喘
上马	位于手背，无名指和小指掌指关节凹陷中，又名二马	滋阴补肾、顺气散结、利水通淋
威灵	位于手背，第2、3掌骨缝隙处	开窍醒神
精宁	位于手背，第4、5掌骨缝间	行气、化痰
膊阳池（支沟）	位于前臂背侧，当阳池穴与肘尖的连线上，腕背横纹上3寸，尺骨与桡骨之间	止头痛、通大便、利小便
一窝风	位于手背腕横纹正中凹陷处	温中行气、疏风解表
三关	位于前臂桡侧，阳池穴至曲池穴成一条直线	温阳散寒、发汗解表
六腑	位于前臂尺侧，阴池至肘（内侧）成一条直线	清热解毒
天河水	位于前臂正中，自总筋至肘部成一条直线	清热解表、泻火除烦
箕门	位于大腿内侧，膝盖上缘至腹股沟成一条直线	利尿

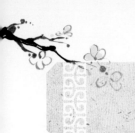

定位穴位的方法

◉ 体表标志法

根据古籍《黄帝内经》记载，人的高矮胖瘦不同，故折寸的具体长度也应按比例而有所伸缩。现在我们讲述的骨度折量法，是根据历代医学家的临床经验修改补充而来的。体表标志取穴法是以人体解剖学的各种体表标志为依据，来确定腧穴位置的方法。人体体表标志，可分为固定标志和活动标志。

01 固定标志

由骨节、肌肉所形成的凸起、凹陷及五官轮廓、指甲、乳头、肚脐等部位，是不受人体活动影响、固定不移的标志。如：以肚脐为标志，脐中即为神阙穴，脐中上1寸是水分穴，脐中下1寸是阴交穴，脐旁开2寸是天枢穴等。

02 活动标志

关节、肌肉、肌腱及皮肤随着活动而出现的空隙、凹陷、皱纹等部位，是在活动姿势下才会出现的，以此定位腧穴位置。如：下颌角前上方约一横指，当咬肌隆起、按之凹陷处是颊车穴；让掌五指在同一平面，拇指与其余四指成90°，拇指根部两个肌腱间的凹陷就是阳溪穴等。

◉ 临床经验法

身体感到异常的时候，用手指压一压，捏一捏，摸一摸，如果触摸时有痛感、硬结、痒等感觉，或和周围的皮肤有温度差异如发凉、发烫，或皮肤出现黑痣、斑点，那么那个地方就是你所要寻找的穴位。感觉疼痛的部位，或者按压时有酸、麻、胀、痛等感觉的部位，可以作为"阿是穴"治疗。阿是穴一般是在病变部位附近，也可在距离病变部位较远的地方。感知找穴法相对以上几种找穴法要简便随意，并且效果一点都不逊色。

◉ 手指比量法

利用自身手指作为测量穴位的尺度，中医称为"同身寸"。"手指同身寸取穴法"是幼儿自我按摩中最简便、最常用的取穴方法。"同身"，顾名思义就是同一个人的身体。人有高矮胖瘦，因此不同的人手指尺寸也不一样。当我们寻找小儿身上的穴位时，要以小儿自身的手指作为参照物，切勿用大人的手指去测量。根据中医学理论，我们一般将下列方法作为参考：

❶ 1寸——拇指指幅横宽；

❷ 1.5寸——食指和中指二指指幅横宽；

❸ 2寸——食指、中指和无名指三指指幅横宽；

❹ 3寸——食指、中指、无名指和小指四指指幅横宽。

🌀 骨度分寸法

　　该法以骨节为主要标志，设定尺寸，用以测量全身各部的大小、长短等。取用时，将设定的骨节两端之间的长度折算为一定的等分，每一等分为1寸，10个等分为1尺，具体测量见下表。

位　置	说　明	折量（寸）	作　用
头面部	前发际正中至后发际正中	12	确定头部经穴的纵向距离
	印堂至前发际正中	3	—
	第七颈椎棘至后发际正中	3	确定后发际的经穴纵向距离
	印堂至后发际正中第七颈椎棘	18	—
	前两额发角之间	9	确定头前部经穴横向距离
	耳后两乳突之间	9	确定头后部经穴横向距离
胸腹部	胸骨上窝至胸剑联合中点	9	确定胸部经穴纵向距离
	胸剑联合中点至脐中	8	确定上腹部经穴纵向距离
	脐中至耻骨联合上缘	5	确定下腹部经穴纵向距离
	两乳头之间	8	确定胸腹部经穴横向距离
	腋窝顶点至第十一肋游离端	12	确定胁肋部经穴纵向距离
背腰部	肩胛骨内缘至后正中线	3	确定背腰部经穴横向距离
	肩峰缘至后正中线	8	确定肩背部经穴横向距离
上肢部	腋前、后纹头至肘横纹	9	确定上臂部经穴纵向距离
	肘横纹至腕掌侧横纹	12	确定前臂部经穴纵向距离
下肢部	耻骨联合上缘至股骨内上髁上缘	18	—
	胫骨内侧髁下方至内踝尖	13	确定下肢内侧足三阴经穴
	股骨大转子至腘横纹	19	确定下肢外后侧足三阳经穴
	腘横纹至外踝尖	16	确定下肢外后侧足三阳经穴

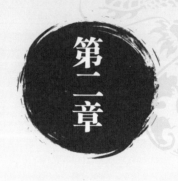

第二章

人体脏腑的晴雨表——十二正经及其常用腧穴

十二经脉是全身经络系统的主体，也是人体气血运行的通道，这些经脉把人体各个部位连接成一个整体，不仅保卫着我们身体的健康，还能反映我们身体病变时的微妙变化。那么十二经脉到底是怎么运行的呢？每条经脉及其常用腧穴能够预防和治疗哪些疾病呢？下面，就让我们一起进入神奇的经脉世界吧。

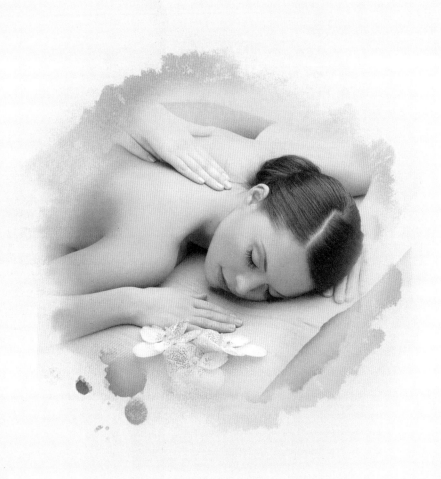

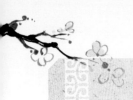

手太阴肺经及其常用腧穴

基本概念:

本经脉起自胃部,向下联络大肠,迂回后沿着贲门部,穿过膈肌、肺腑,然后从气管处横出胸部外上方,走向腋下,之后沿着左臂前外侧行至脉搏处,顺着手掌大鱼际外缘到达拇指指尖处,最后出拇指末端,以此循环。由此可见,本经脉是一条与呼吸系统密切关联的经脉,而且还与大肠和胃的健康状况有关。

功能主治:

本经脉主治咽、胸、肺的疾病,以及本经脉运行所经过部位的其他疾病。常见病有咳嗽、气喘、胸闷、气短,以及运行部位的麻木、疼痛等。

保养建议:

凌晨3:00—5:00是肺经活跃之时,如果人经常会在肺经运行时段醒来,这是肺气不足、气血亏虚的表现。平常可以用手掌拍打该经循行部位,力度稍轻,每次轻轻拍打1～3分钟即可。

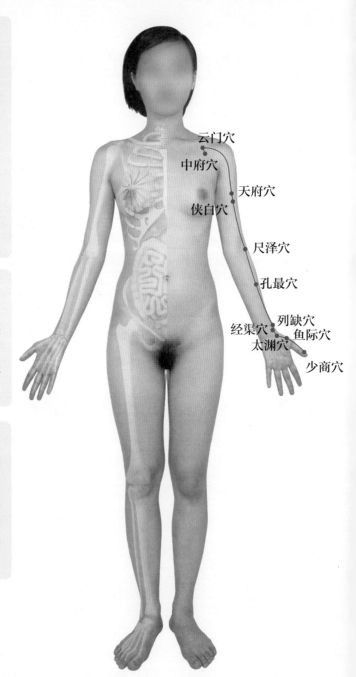

云门穴
中府穴
天府穴
侠白穴
尺泽穴
孔最穴
列缺穴
经渠穴
鱼际穴
太渊穴
少商穴

中府穴 | 胸闷气短

疾病主治： 哮喘、胸闷、肩背痛。

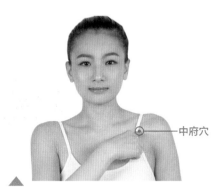

——中府穴

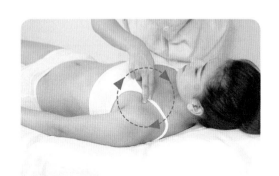

具体位置： 胸前壁的外上方，云门穴下1寸，平第一肋间隙，距前正中线6寸处。

穴位应用： 1. 按摩——手食、中二指并拢，向外顺时针揉按左胸中府穴，再用左手以同样方式逆时针揉按右胸中府穴，1～3分钟。

2. 小儿针灸——向外斜刺或者平刺0.5～0.8寸，不可深刺。

疾病拓展： 支气管炎。本病症是指气管、支气管黏膜及其周围组织的慢性非特异性炎症，临床上以长期咳嗽、咳痰、喘息以及反复呼吸道感染为特征。部分患者起病之前先有急性上呼吸道感染，如急性咽喉炎、感冒等。穴位疗法如下：

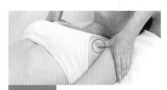

①揉中府 用拇指指腹按揉云门穴下1寸，第一肋间隙距前正中线6寸处。1分钟左右。

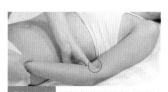

②按尺泽 用拇指指腹按揉手臂肘横纹中、肱二头肌桡侧凹陷处。1分钟左右。

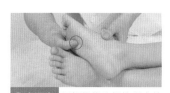

③摩涌泉 用拇指指腹揉按足底第二、三趾趾缝纹头端与足跟连线的前1/3处。50次左右。

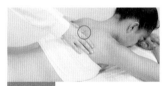

④揉肺俞 用拇指指腹按揉第三胸椎棘突下，旁开1.5寸处。1分钟左右。

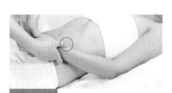

⑤按列缺 用拇指指腹按桡骨茎突上方，腕横纹上1.5寸处。1分钟左右。

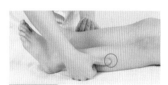

⑥按丰隆 用拇指指腹按压外踝尖上8寸，距胫骨前缘二横指处。3～5分钟。

云门穴 | 清肺理气

疾病主治： 咳嗽、气喘、胸痛等肺部疾患，也有通利关节的作用。

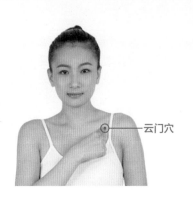

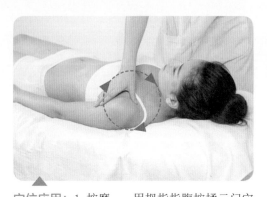

具体位置： 位于胸前壁的外上方，肩胛骨喙突上方，锁骨下窝凹陷处，距前正中线6寸。

穴位应用： 1. 按摩——用拇指指腹按揉云门穴100～200次。

2. 小儿针灸——向外斜刺0.5～0.8寸；可艾灸。

天府穴 | 平喘安神

疾病主治： 支气管炎、哮喘、煤气中毒等肺部疾患，也有安神定志的作用。

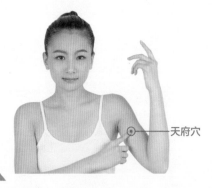

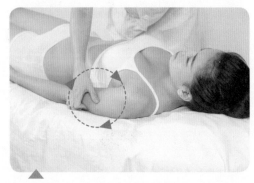

具体位置： 位于臂内侧面，肱二头肌桡侧缘，腋前纹头下3寸处。

穴位应用： 1. 按摩——用手掌根部揉按天府穴100～200次，1天1次。

2. 小儿针灸——直刺0.5～1寸。

侠白穴 | 宽胸和胃

疾病主治：咳嗽、咳喘、干呕、烦闷等。

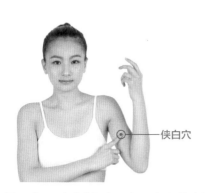

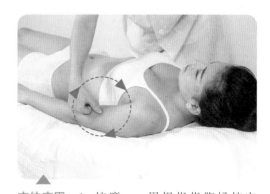

——侠白穴

具体位置：位于臂内侧面，肱二头肌桡侧缘，腋前纹头下4寸。

穴位应用：1. 按摩——用拇指指腹揉按穴位，100～200次。

2. 小儿针灸——直刺0.5～1.2寸。

经渠穴 | 宣肺利咽

疾病主治：肺部疾病、咽喉疾病、前臂冷痛、手腕痛等。

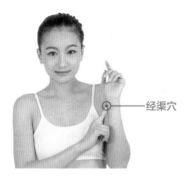

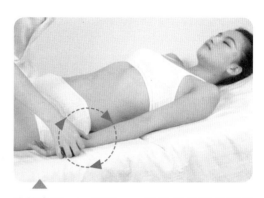

——经渠穴

具体位置：前臂掌面桡侧，桡骨茎突与桡动脉之间凹陷处，腕横纹上1寸。

穴位应用：1. 按摩——用拇指指腹揉按该穴，每次左右各1～3分钟。

2. 小儿针灸——直刺0.3～0.5寸。

尺泽穴 | 清肺化痰

疾病主治：肘臂挛痛、哮喘、胸胁胀痛、小儿惊风。

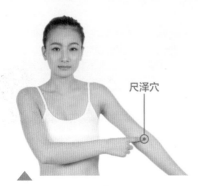

尺泽穴

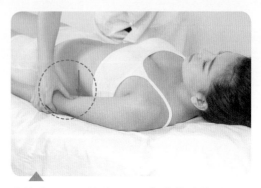

具体位置：位于肘横纹中，肱二头肌肌腱桡侧凹陷处。

穴位应用：1. 按摩——以拇指指腹按压尺泽穴，每次左右各按压1～3分钟。
2. 小儿针灸——直刺0.8～1.2寸。

疾病拓展：高血压。本病是以动脉血压升高为主要临床表现的慢性、全身性、血管性疾病，血压高于140/90毫米汞柱即可诊断为高血压。中医认为本病多因精神过度紧张、饮酒过度、嗜食肥甘厚味等所致。穴位疗法如下：

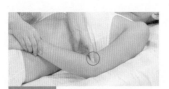

①揉曲池 用拇指指腹按揉肘横纹外侧端、尺泽穴与肱骨外上髁连线中点处。100次左右。

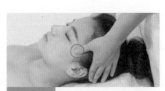

②揉太阳 用两手拇指指腹揉按眉梢与目外眦之间，向后约一横指的凹陷处。100次左右。

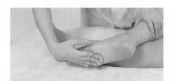

③按涌泉 用手掌搓擦足底部，第二、三趾趾缝纹头端与足跟连线的前1/3处。10分钟左右。

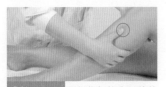

④按足三里 用拇指揉按小腿前外侧，犊鼻下3寸处。3分钟左右。

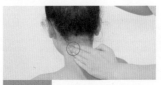

⑤揉桥弓 将食指与中指并拢按脖子两侧的大筋。3分钟左右。

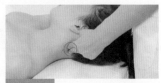

⑥按天柱 用食指和中指揉按后发际正中旁开1.3寸处（大筋外缘之后发际凹陷中）。50次。

孔最穴 | 清热调肺

疾病主治: 咳嗽、咯血、音哑、咽喉痛、肘臂痛。

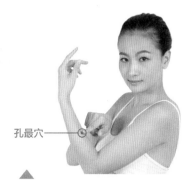

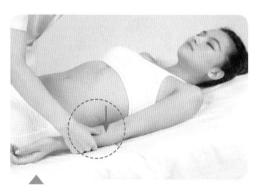

具体位置: 位于前臂掌面桡侧,当尺泽穴与太渊穴连线上,腕横纹上7寸。

穴位应用: 1.按摩——用拇指指尖垂直下压揉按,先按左臂穴位,再按右臂,每次各揉按1~3分钟。

2.小儿针灸——直刺0.5~1寸。

列缺穴 | 止咳平喘

疾病主治: 咳嗽、气急、牙痛、头颈强痛。

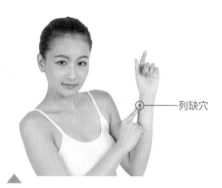

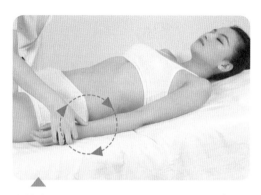

具体位置: 位于前臂桡侧缘,桡骨茎突上方,腕横纹上1.5寸。

穴位应用: 按摩——用拇指指腹揉按,或用食指指甲尖掐按,先左手后右手,每次各揉(掐)按1~3分钟。

太渊穴 | 止咳化痰

疾病主治: 咳嗽、气喘、乳胀、咽喉痛、手腕痛。

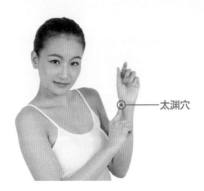

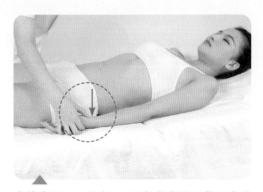

具体位置: 位于腕掌侧横纹桡侧,桡动脉搏动处。

穴位应用: 1. 按摩——以拇指指腹及指甲尖垂直轻轻掐按,1~3分钟。

2. 小儿针灸——直刺0.3～0.5寸,要避开桡动脉。

鱼际穴 | 清火开胃

疾病主治: 胸背痛、头痛眩晕、喉痛、发热。

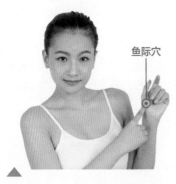

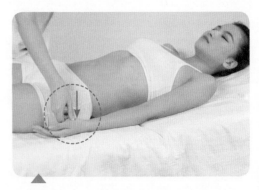

具体位置: 位于手拇指本节(第一掌指关节)的凹陷处,约当第一掌骨中点桡侧,赤白肉际处。

穴位应用: 1. 按摩——用拇指指甲尖垂直掐按,每次左右手各1~3分钟。

2. 小儿针灸——直刺0.5～0.8寸。

少商穴 | 清热醒脑

疾病主治: 流行性感冒、手指挛痛、小儿惊风、中风昏仆。

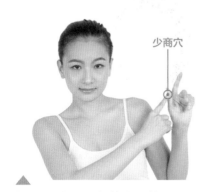

少商穴

具体位置: 位于手拇指末节桡侧,距指甲角0.1寸(指寸)。

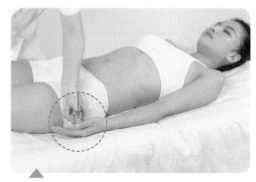

穴位应用: 1. 按摩——以拇指指甲尖垂直掐按,每次轻轻掐按左右手各1～3分钟。

2. 小儿针灸——浅刺0.1寸。

穴位详解: 每年春秋两季都是流行性感冒的高发期,不管老人、儿童还是成人,只要冷热不均、稍感风寒就有可能会喷嚏连天,严重的甚至还会不断地流眼泪与流鼻涕,既有损于外在形象,也影响了学习和工作。还有一些人由于免疫力比较低,也经常感冒。你可能会说,感冒根本就不算什么大病。是的,感冒看似平常,然而,正是这样的小病却极有可能对我们的身体造成严重危害。那么,我们该怎么做呢?有没有既有效又简单的办法,可以帮助我们防治感冒呢?其实办法很简单,只需要经常掐按少商穴就可以了。《备急千金要方》曰:"主耳前痛。"《铜人常用腧穴针灸图经》曰:"忽腮颔肿大如升,喉中闭塞。"《类经图翼》云:"泄诸脏之热,项肿,雀目不明,中风。"

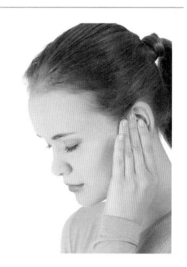

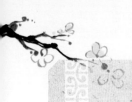

手厥阴心包经及其常用腧穴

基本概念：

本心经起于胸部，出属心包络，向下穿过膈肌，经过上、中、下三焦。从胸中分出，其分支有二：其一，出胸胁部，当腋下3寸处天池穴，上行至腋窝下，再循行于臑内，而后沿上肢内侧中线入肘，过腕部，入掌中，沿中指桡侧至末端中冲穴；其二，从掌中分出，沿无名指尺侧端行，经气于关冲穴与手少阳三焦经相接。由此循行路线可知，本经脉与人体心包部位密切相关，能够起到保护心脏的作用。

功能主治：

本经主治胸部、心血管系统、精神系统疾病，以及本经脉经过的其他部位疾病，常见病有心痛、心悸、呕吐、热病以及肘臂挛痛等。

保养建议：

手厥阴心包经在戌时循行，即现在说的19：00—21：00，此时心包经活动最旺，是保养心包经的最好时段。在这个时段晚餐切忌油腻，否则易产生亢热而导致胸中产生烦闷、恶心症状。当人感到焦躁不安时，可以通过拍打本经穴位来缓解。

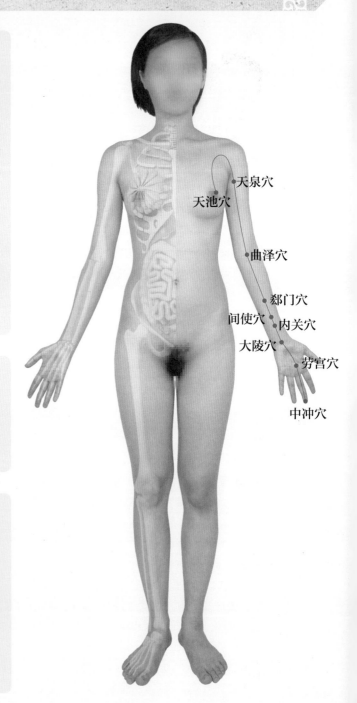

天泉穴
天池穴
曲泽穴
郄门穴
间使穴　内关穴
大陵穴
劳宫穴
中冲穴

天池穴 | 活血化瘀

疾病主治： 心烦胸闷、咳嗽气喘、乳痛以及肋间神经痛等。

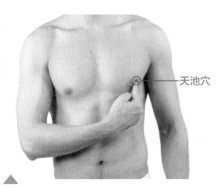

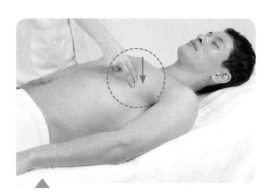

具体位置： 位于胸部，当第四肋间隙，乳头外1寸，前正中线旁开5寸处。

穴位应用： 按摩——用食指、中指指腹向下垂直按压乳头外1寸处，每天早晚左右各（或双侧同时）按压一次，每次1～3分钟。

天泉穴 | 宽胸理气

疾病主治： 心痛心悸、咳嗽呃逆等。

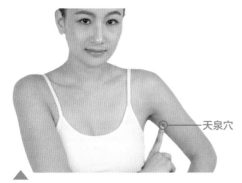

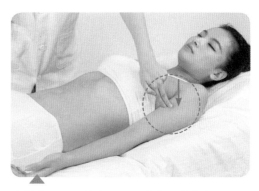

具体位置： 位于臂内侧，腋前纹头下2寸，肱二头肌的长、短头之间。

穴位应用： 1. 按摩——用食指、中指指腹按压100～200次，1天1次。
2. 小儿针灸——直刺0.5～0.8寸。

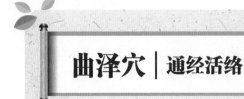

曲泽穴 | 通经活络

疾病主治：上肢酸痛颤抖。

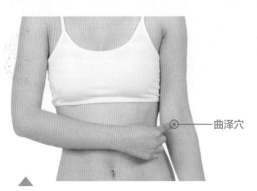

曲泽穴

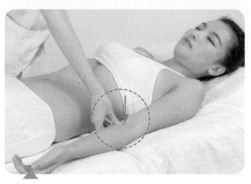

具体位置：位于肘横纹中，肱二头肌肌腱的尺侧缘。

穴位应用：1. 按摩——用拇指指尖垂直按压穴位，各按压1～3分钟。

2. 小儿针灸——直刺0.8～1寸；可艾灸。

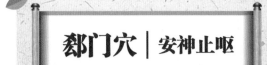

郄门穴 | 安神止呕

疾病主治：心痛、心悸、呕吐。

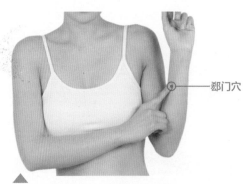

郄门穴

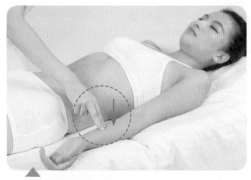

具体位置：位于前臂掌侧，曲泽穴与大陵穴的连线上，腕横纹上5寸处。

穴位应用：1. 按摩——用食指、中指指腹按压100～200次，1天1次。

2. 小儿针灸——直刺0.5～1寸。

间使穴 | 宁心安神

疾病主治： 癫狂、烦躁、呕吐、反胃。

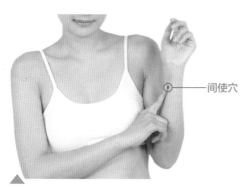

间使穴

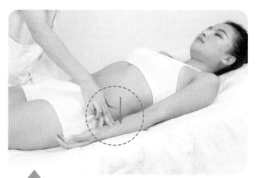

具体位置： 位于前臂掌侧，曲泽穴与大陵穴的连线上，腕横纹上3寸。

穴位应用： 1. 按摩——用食指、中指指腹按压100～200次，1天1次。
2. 小儿针灸——直刺0.5～1寸；可艾灸。

大陵穴 | 和胃通络

疾病主治： 心痛、心悸、呕吐、胸胁痛。

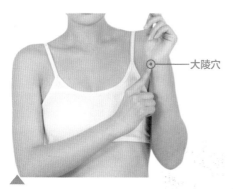

大陵穴

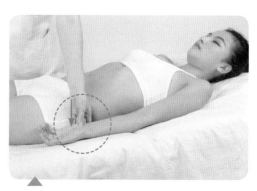

具体位置： 位于腕掌横纹的中点，掌长肌肌腱与桡侧腕屈肌肌腱之间。

穴位应用： 按摩——用拇指指尖（或指甲尖）垂直掐按穴位，每天早晚左右手各掐按一次，先左后右。

内关穴 | 安神止痛

疾病主治： 胃痛、呕吐、精神失常。

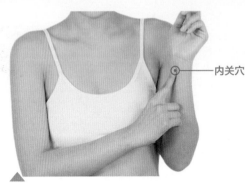

内关穴

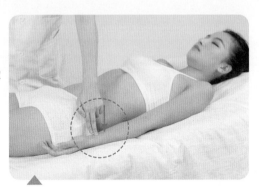

具体位置： 位于前臂掌侧，曲泽穴与大陵穴的连线上，腕横纹上2寸，掌长肌腱与桡侧腕屈肌肌腱之间。

穴位应用： 1. 按摩——用食指、中指指腹垂直压按穴位，1～3分钟。
2. 小儿针灸——直刺0.5～1寸；可艾灸。

疾病拓展： 晕车。本病主要是由于内耳平衡器官和视觉器官提供给大脑的信息不一样而导致的。在运动的车上，内耳会告诉你，你在向哪个方向运动，可是视觉器官却未必这么觉得，由于你在车内，相对速度是静止的，当反馈给大脑的信息发生冲突时，就会晕车了。晕车的时候不用害怕，深呼吸，全身放松，尽量看窗外来转移自己的注意力，方法很多，其中穴位疗法如下：

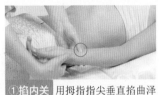

①掐内关 用拇指指尖垂直掐曲泽穴与大陵穴连线的腕横纹上2寸处。1～3分钟。

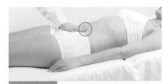

②摩关元 将手掌掌面压摩在关元穴上，以顺时针的方向揉按。2～3分钟。

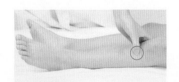

③按足三里 用拇指指腹揉按小腿前外侧，犊鼻穴下3寸，距胫骨前缘一横指处。1～3分钟。

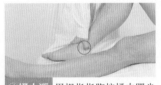

④揉太溪 用拇指指腹按揉内踝尖与跟腱之间的凹陷处。100～300次。

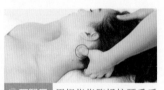

⑤压翳风 用拇指指腹揉按耳垂后方的乳突与下颌角之间的凹陷处。100～200次。

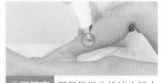

⑥压筑宾 用拇指指尖掐按小腿内侧，腓肠肌肌腹的内下方，太溪穴上5寸处。3～5分钟。

劳宫穴 | 开窍醒神

疾病主治： 心悸、颤抖。

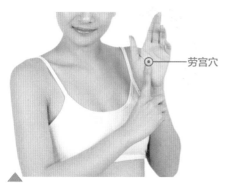

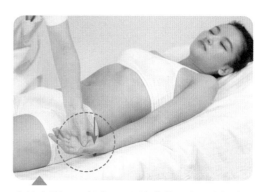

具体位置： 位于手掌心，第二、三掌骨之间偏于第三掌骨，握拳屈指时，中指尖处。

穴位应用： 1. 按摩——用拇指指甲尖垂直掐按。早晚左右手各一次，1～3分钟。

2. 小儿针灸——直刺0.3～0.5寸。

中冲穴 | 清心开窍

疾病主治： 昏迷、昏厥、心痛等。

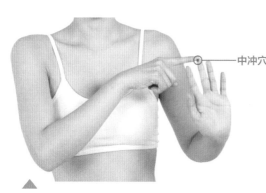

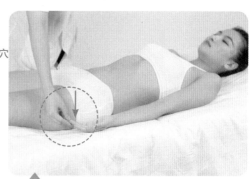

具体位置： 位于手中指末节尖端中央。

穴位应用： 按摩——用拇指指甲尖垂直掐按，每天早晚左右手各掐按一次，每次各掐按1～3分钟。

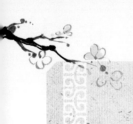

手少阴心经及其常用腧穴

基本概念：

本经脉简称"心经"，主管心脏，起于人体心脏之中，出来后向下经过膈肌、小肠。其分支出心脏后，经过食道，通过眼睛；其主干出心脏后，上至肺部，而后向下出腋部，并沿着上肢内侧后面，经过肘部，再沿着前臂内侧后边，到手掌部位，最后顺着小指桡侧到达指尖，完成一次循行过程。由此可见，本经脉无论是分支还是主干，都起源于心脏，可以说是人体最重要的经脉。

功能主治：

本经脉主治心血管疾病、颈肩神经障碍、心悸、忧郁，以及上臂内侧疼痛或者厥冷等症状。常见病有眼睛昏黄、胸胁疼痛、上臂厥冷等。

保养建议：

手少阴心经在午时循行，即现在说的11：00—13：00，此时心经最旺，不宜做剧烈运动，如果能够在这个时段小睡片刻就是对心经最好的保养，可以让人体在下午处于一个良好的状态，精力充沛。所以，午后小睡对于人体心脏不是很好的人群来讲，更为重要。

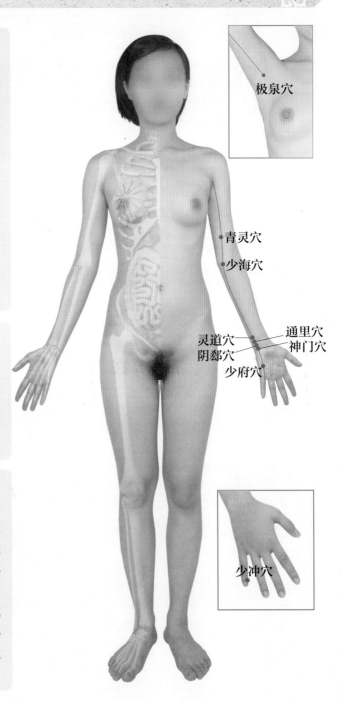

极泉穴

青灵穴

少海穴

灵道穴　　通里穴
　　　　　神门穴
阴郄穴

少府穴

少冲穴

极泉穴 | 健脑强心

疾病主治：主要是心脏疾病，对于肩臂疼痛、腋臭、肋间神经痛等也有疗效。

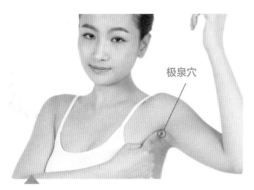

具体位置：位于腋窝顶点，腋动脉搏动处。

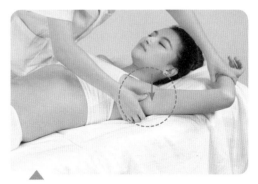

穴位应用：1. 按摩——以拇指指腹按压穴位，1～3分钟，先左后右。
2. 小儿针灸——直刺或斜刺0.3～0.5寸。

青灵穴 | 理气止痛

疾病主治：头痛、目黄、胁痛等，还有宽胸宁心的作用。

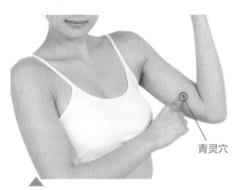

具体位置：位于臂内侧，极泉穴与少海穴的连线上，肘横纹上3寸，肱二头肌的内侧沟中。

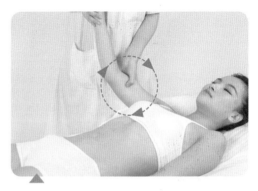

穴位应用：按摩——拇指之外的四指放于臂下，轻托手臂，以拇指指腹揉按穴位，每次早晚1～3分钟。

少海穴 | 安神通络

疾病主治：神经性疾病，对于肘关节痛、腋胁痛、手颤肘挛等也有保健作用。

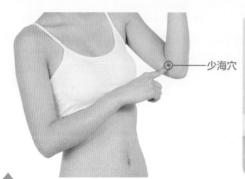

少海穴

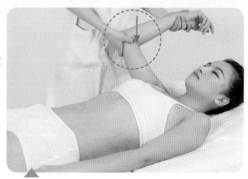

具体位置：位于肘横纹内侧端与肱骨内上髁连线的中点处。

穴位应用：1. 按摩——以拇指指腹按压穴位，每天早晚各按压一次，每次左右各按压1～3分钟。

2. 小儿针灸——直刺0.5～1寸。

疾病拓展：牙痛。本病又称齿痛，是一种常见的口腔科疾病。其主要因牙齿本身、牙周组织及颌骨的疾病等引起。临床主要表现为牙齿疼痛、龋齿、牙龈肿胀、龈肉萎缩、牙齿松动、牙龈出血等。中医认为，牙痛属心火旺盛导致，也有可能是偶感风寒、虫蛀等导致，其穴位疗法如下：

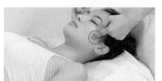

①揉下关 用食指指腹揉按面部耳前方，颧弓与下颌切迹所形成的凹陷处。3～5分钟。

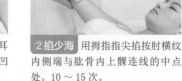

②掐少海 用拇指指尖掐按肘横纹内侧端与肱骨内上髁连线的中点处。10～15次。

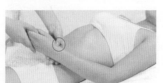

③揉颊车 用双手拇指指腹揉按咀嚼时咬肌隆起之凹陷处。100～200次。

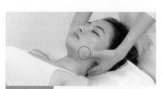

④拿风池 用食指、中指指腹用力拿捏颈部的胸锁乳突肌与斜方肌上端之间的凹陷处。3～5分钟。

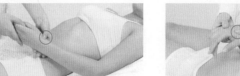

⑤揉阳溪 用拇指指腹揉按腕背横纹桡侧，拇指根部两个肌腱间的凹陷处。100～200次。

⑥揉合谷 用拇指指腹以顺时针方向按揉手背第一、二掌骨间。100～200次。

灵道穴 | 通络止痛

疾病主治： 心痛、暴喑、肘臂挛痛等。

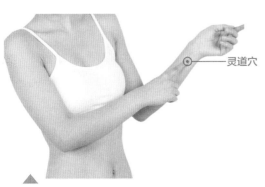

灵道穴

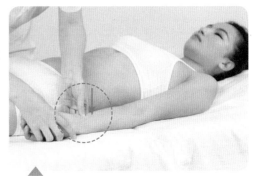

具体位置： 位于前臂掌侧，尺侧腕屈肌肌腱的桡侧缘，腕横纹上1.5寸。

穴位应用： 1.按摩——用拇指指腹按压10～15次，1天1次。

2. 小儿针灸——直刺0.3～0.5寸。

阴郄穴 | 安神降逆

疾病主治： 心痛、骨蒸盗汗、吐血、暴喑等。

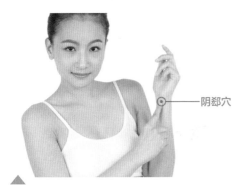

阴郄穴

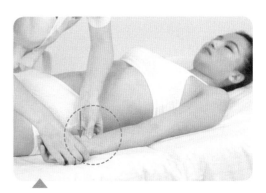

具体位置： 位于前臂掌侧，尺侧腕屈肌肌腱的桡侧缘，腕横纹上0.5寸。

穴位应用： 1.按摩——用拇指指腹按压10～15次，1天1次。

2. 小儿针灸——直刺0.3～0.5寸。

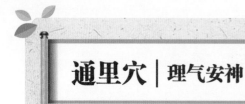

通里穴 | 理气安神

疾病主治： 头晕、心悸、咽痛、腕臂痛等。

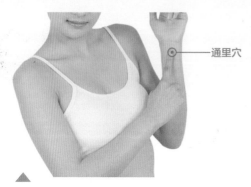

通里穴

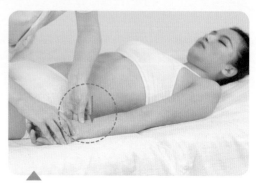

具体位置： 位于前臂掌侧，尺侧腕屈肌肌腱的桡侧缘，腕横纹上1寸。

穴位应用： 1.按摩——用拇指指腹按压10～15次，1天1次。

2. 小儿针灸——直刺0.3～0.5寸。

疾病拓展： 心律失常。本病在中医里属于"心悸"的范畴，心悸发生时，患者自觉心跳快而强，并伴有胸痛、胸闷、喘息、头晕和失眠等症状。其病因有生理性因素和病理性因素两种，情绪激动、抽烟喝酒、高血压、高血脂等都有可能诱发心律失常。其穴位疗法如下：

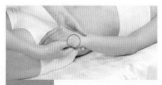

①揉后溪 用拇指指腹揉按第五掌指关节后尺侧的远端掌横纹头赤白肉际处。2～3分钟。

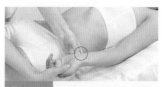

②按通里 用拇指指腹揉按尺侧腕屈肌肌腱的桡侧缘，腕横纹上1寸处。3～5分钟。

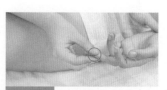

③按中冲 用拇指指尖掐按中指末节尖端中央处。3～5分钟。

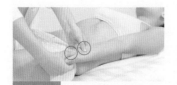

④压内关 用拇指指端掐按前臂掌侧，当曲泽穴与大陵穴的连线上，腕横纹上2寸处。100～200次。

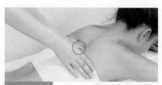

⑤按心俞 用拇指指腹揉按第五胸椎棘突下，旁开1.5寸处。100～200次。

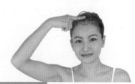

⑥掐神庭 用中指指尖掐按前发际中点处。3～5分钟。

神门穴 | 宁心安神

疾病主治： 怔忡、失眠、健忘。

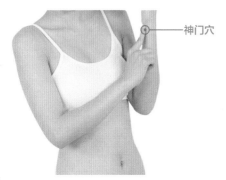

神门穴

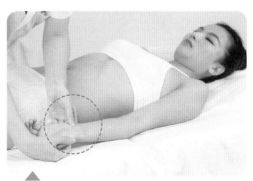

具体位置： 位于腕部，腕掌侧横纹尺侧端，尺侧腕屈肌肌腱的桡侧凹陷处。

穴位应用： 1. 按摩——以拇指指甲尖垂直掐按穴位，每日早晚左右手各掐按3～5分钟，先左后右。

2. 小儿针灸——直刺0.3～0.5寸。

疾病拓展： 小儿盗汗。本病是指小孩在睡熟时全身出汗，醒则汗止的病症。对于生理性盗汗一般不主张药物治疗而是采取相应的措施，去除生活中导致汗出的因素。中医认为，汗为心液，若盗汗长期不止，心肾元气耗伤将很严重，因此要及早治疗。具体穴位疗法如下：

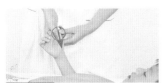

①**补脾经** 在拇指末节螺纹面，循拇指桡侧缘由指尖向指根方向直推。100～500次。

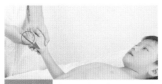

②**补肾经** 在小指末节螺纹面，自指尖向小指掌面末节指纹方向推。100～500次。

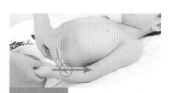

③**清天河水** 前臂正中，自总筋至肘部成一条直线，用食指、中指两指自腕推向肘。100～300次。

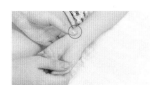

④**揉神门** 用拇指指腹以顺时针方向揉按神门穴，以局部有酸胀感为度。100～300次。

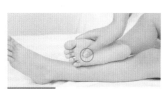

⑤**按涌泉** 用拇指指腹点按涌泉穴，力度由轻至重，手法连贯，以感到酸胀感为宜。30～50次。

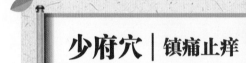

少府穴 | 镇痛止痒

疾病主治： 主治心脏疾患，本穴还有舒缓抑郁之气的作用。

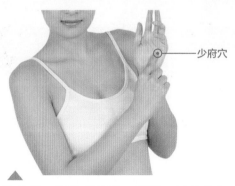

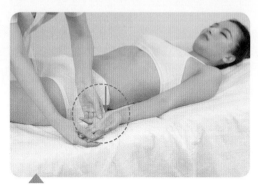

具体位置： 位于手掌面，第四、五掌骨之间，握拳时，小指尖处。

穴位应用： 1. 按摩——四指轻握手背，拇指指尖按压穴位，3～5分钟。
2. 小儿针灸——直刺0.3～0.5寸。

少冲穴 | 醒神开窍

疾病主治： 主要是心脏疾患，另外，本穴还可以用于中风和心脏病人的急救。

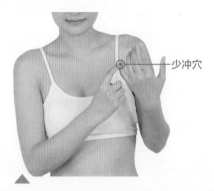

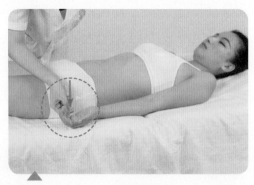

具体位置： 位于手小指末节桡侧，距指甲角0.1寸（指寸）。

穴位应用： 按摩——用拇指指甲尖垂直掐按穴位，每日早晚各一次，左右手各掐按3～5分钟，先左后右。

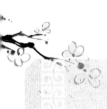

手阳明大肠经及其常用腧穴

基本概念：

本经脉简称"大肠经"，起自食指桡侧（商阳穴），上行出于第一、二掌骨之间，进至肩关节前缘，向后与督脉在大椎穴处相会，再向前下行入锁骨上窝（缺盆），进入胸腔肺脏，通过膈肌下行，入属大肠。其分支从锁骨上窝上行，经颈部至面颊，入下齿中，回出夹口唇两旁，左右交叉于人中，最后到达迎香穴。

功能主治：

本经脉与肺、大肠的关系密切，主治人体五官、呼吸系统、消化系统等疾病，常见病有腹痛、肠鸣、便秘、咽喉肿痛、齿痛。本经脉循行部位的疼痛、热肿、寒冷麻木等都可以通过适当的方法进行调理。

保养建议：

手阳明大肠经是在卯时循行，即凌晨5：00－7：00，此时大肠经最旺，是大肠蠕动、排出毒物的最佳时间。清晨起床后最好养成排便、喝水的习惯。如果大肠经出现异常，人体内的虚火得不到及时排泄，就很容易出现上火的症状，影响人的健康。

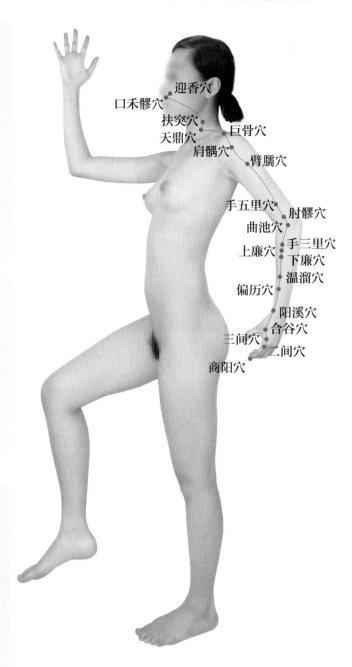

迎香穴
口禾髎穴
扶突穴
巨骨穴
天鼎穴
肩髃穴
臂臑穴
手五里穴
肘髎穴
曲池穴
手三里穴
上廉穴
下廉穴
温溜穴
偏历穴
阳溪穴
合谷穴
三间穴
二间穴
商阳穴

商阳穴 | 安神醒脑

疾病主治：胸中烦闷、哮喘咳嗽等，对耳部、喉部疾病也有保健作用。

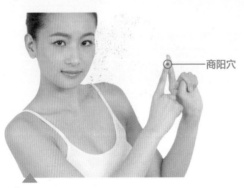

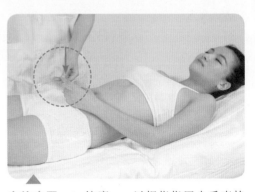

具体位置：位于手食指末节桡侧，距指甲角0.1寸（指寸）。

穴位应用：1. 按摩——以拇指指甲尖垂直掐按，无须大力，1～3分钟。

2. 小儿针灸——浅刺0.1寸，或者点刺出血即可。

二间穴 | 清热解表

疾病主治：咽喉肿痛、牙龈出血、眼部疾病等。

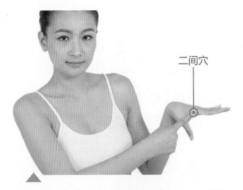

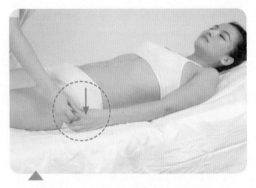

具体位置：位于手食指本节（第二掌指关节）前，桡侧凹陷处。

穴位应用：1. 按摩——用拇指指腹按压3～5分钟，1天1次。

2. 小儿针灸——直刺0.2～0.3寸。

三间穴 | 解热利咽

疾病主治： 手指肿痛、咽喉痛、牙痛、眼部疾病等，对便秘也有作用。

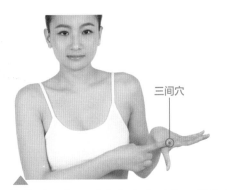

三间穴

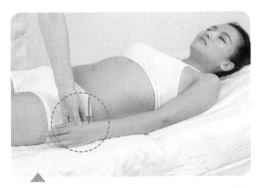

具体位置： 位于手食指本节（第二掌指关节）后，桡侧凹陷处。

穴位应用： 1. 按摩——用拇指指甲垂直掐按穴位，每次左右手各掐按1～3分钟。

2. 小儿针灸——直刺0.3～0.5寸。

偏历穴 | 清热利尿

疾病主治： 目赤、耳聋、耳鸣、手臂酸胀、喉咙痛、水肿等。

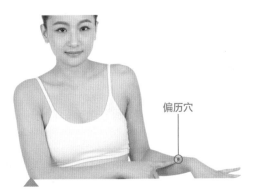

偏历穴

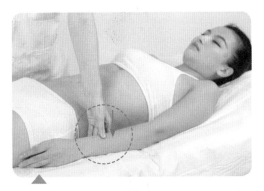

具体位置： 屈肘，位于前臂背面桡侧，阳溪穴与曲池穴连线上，腕横纹上3寸。

穴位应用： 1. 按摩——用拇指指腹按压100～200次，1天1次。

2. 小儿针灸——斜刺0.5～0.8寸。

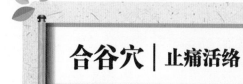

合谷穴 | 止痛活络

疾病主治：牙痛、头痛、发热、指挛、臂痛、口眼㖞斜等。

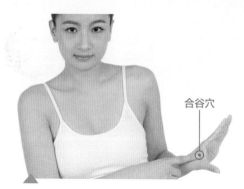

合谷穴

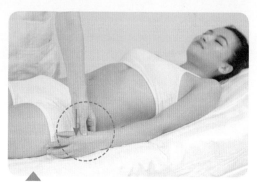

具体位置：位于手背，第一、二掌骨间，第二掌骨桡侧中点处。

穴位应用：1. 按摩——手掌轻握拳，以拇指指腹垂直按压穴位，每次左右手各按压1～3分钟。
2. 小儿针灸——直刺0.5～1寸。

疾病拓展：小儿鼻炎。本病是指小儿鼻腔黏膜和黏膜下组织出现的炎症，从发病的急缓及病程的长短来说，可分为急性鼻炎和慢性鼻炎。另外，还有一种十分常见的与外界环境有关的鼻炎，即过敏性鼻炎。临床以鼻塞、流鼻涕、遇冷空气打喷嚏为主要症状。

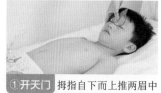

①开天门 拇指自下而上推两眉中间至前发际成一直线。30～50次。

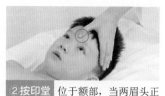

②按印堂 位于额部，当两眉头正中间。用拇指指腹揉按印堂。1分钟。

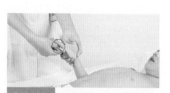

③清肺经 自无名指掌面末节指纹向指尖方向推无名指末节螺纹面。100～500次。

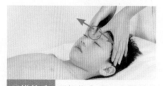

④推坎宫 两拇指自眉心向眉梢分推，自眉头起向眉梢成一条横线。30～50次。

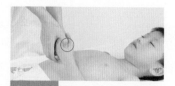

⑤揉合谷 用拇指指腹以顺时针方向按揉手背第一、二掌骨间。1～3分钟。

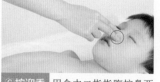

⑥按迎香 用食中二指指腹按鼻两侧迎香穴。1～2分钟。

阳溪穴 | 消肿止痛

疾病主治: 头痛、耳鸣、齿痛、咽喉肿痛、目赤、手腕痛等。

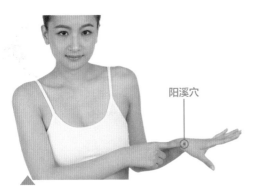

阳溪穴

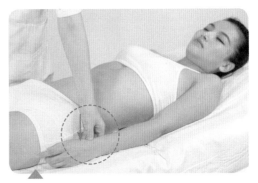

具体位置: 位于腕背横纹桡侧,手拇指向上翘起时,拇短伸肌肌腱与拇长伸肌肌腱之间的凹陷中。

穴位应用: 1. 按摩——用一手轻握另一手手背,将拇指指甲垂直掐按穴位,每次左右手各掐按1～3分钟。

2. 小儿针灸——直刺0.5～0.8寸。

温溜穴 | 清热理气

疾病主治: 腹痛、呃逆、喉舌痛、头痛。

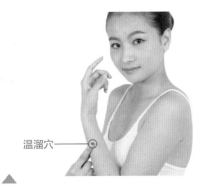

温溜穴

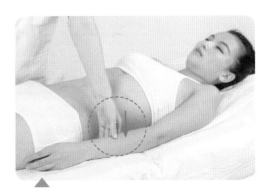

具体位置: 位于前臂背面桡侧,当阳溪穴与曲池穴的连线上,腕横纹上5寸。

穴位应用: 1. 按摩——用拇指指腹按压200次左右,1天1次。

2. 小儿针灸——直刺0.5～1寸。

下廉穴 | 通经活络

疾病主治： 调理胃肠、头痛、前臂痛、麻痹等，对运动系统、脑血管疾病也有作用。

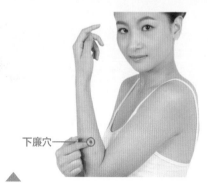

下廉穴

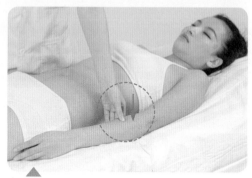

具体位置： 位于前臂背面桡侧，当阳溪穴与曲池穴连线上，肘横纹下4寸。

穴位应用： 1. 按摩——其他四指并拢，以拇指指腹垂直按压穴位，每次左右臂各按压1～3分钟。

2. 小儿针灸——直刺0.5～1寸。

上廉穴 | 调理肠胃

疾病主治： 腹痛、肩痛、肠鸣等，此外，还有止血通络的作用。

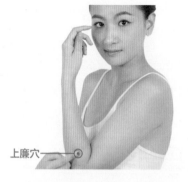

上廉穴

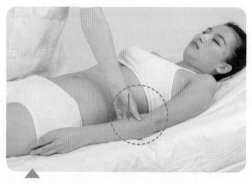

具体位置： 位于前臂背面桡侧，当阳溪穴与曲池穴的连线上，肘横纹下3寸。

穴位应用： 1.按摩——用拇指指腹按压100～200次，1天1次。

2. 小儿针灸——直刺0.5～1寸。

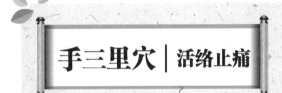

手三里穴 | 活络止痛

疾病主治： 肘挛、屈伸不利、手臂麻木酸痛等。

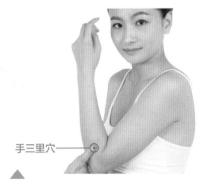

手三里穴——

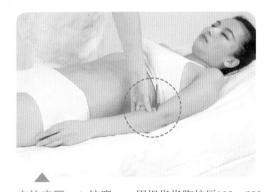

具体位置： 位于前臂背面桡侧，阳溪穴与曲池穴连线上，肘横纹下2寸。

穴位应用： 1.按摩——用拇指指腹按压100～200次，1天1次。

2. 小儿针灸——直刺0.8～1.2寸。

疾病拓展： 鼠标手。本病症是指人体的正中神经和进入手部的血管，在腕管处受到压迫所产生的症状，导致腕部、手掌面、手指出现麻、痛、无力，腕部肌肉或关节麻痹、肿胀，呈刺痛或烧灼样痛、痉挛。能影响正中神经的因素都能导致鼠标手，如腕部骨折、腕部有内容物压迫神经等均可导致鼠标手。其穴位疗法如下：

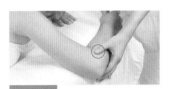

❶按曲池 用拇指指腹揉按肘横纹外侧端尺泽穴与肱骨外上髁连线中点处。50～100次。

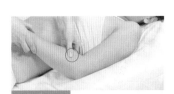

❷揉手三里 用拇指指腹揉按前臂背面桡侧阳溪穴与曲池穴连线上，肘横纹下2寸处。1～3分钟。

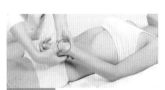

❸揉神门 用拇指适当用力沿顺、逆时针方向揉按腕掌侧横纹尺侧端，尺侧腕屈肌肌腱的桡侧凹陷处。10～15次。

曲池穴 ｜ 降逆活络

疾病主治： 发热、高血压、手臂肿痛、肘痛、上肢瘫痪。

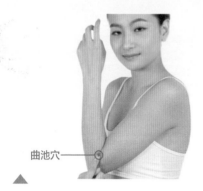

曲池穴——

具体位置： 屈肘，位于肘横纹外侧端与肱骨外上髁连线中点。

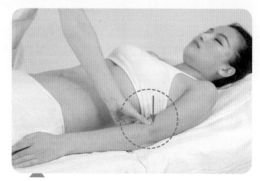

穴位应用： 1.按摩——用一手轻握另一手肘下，以拇指指甲垂直掐按穴位。每次按压时先左手后右手，每天早晚各一次，每次各按压1～3分钟。
2.小儿针灸——直刺1～1.5寸。

疾病拓展： 小儿疳积。小儿疳积是由于进食不规律或由多种疾病因素影响所导致的慢性营养障碍性疾病，是疳症和积滞的总称。常见于1～5岁的儿童。其主要症状为面黄肌瘦、食欲不振、体重逐渐减轻、毛发干枯稀疏等。引发小儿疳积的病因有两种，营养不良型的小儿疳积穴位按摩疗法如下：

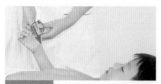

①**补脾经** 将拇指屈曲，循拇指桡侧缘由指尖向指根方向直推。100～500次。

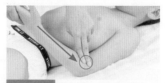

②**推三关** 用食指、中指指腹在阳池穴至曲池穴连线自腕推向肘，100～300次。

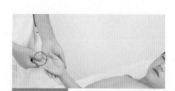

③**掐四横纹** 用拇指指甲掐食指、中指、无名指、小指第一指间关节的4条横纹。100～300次。

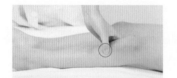

④**揉足三里** 用拇指指腹点按小腿前外侧，距胫骨前缘一横指处。3分钟。

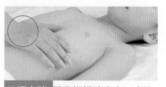

⑤**揉中脘** 用掌根揉脐中上4寸处。20～30次。

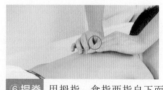

⑥**捏脊** 用拇指、食指两指自下而上捏大椎穴至龟尾穴一线。3～5遍。

肘髎穴 | 舒筋活络

疾病主治： 肘臂部疼痛、麻木、痉挛等。

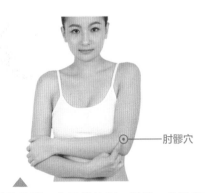

肘髎穴

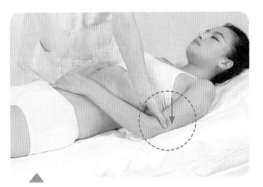

具体位置： 位于臂外侧，屈肘，曲池穴上方1寸，肱骨边缘处。

穴位应用： 1. 按摩——用拇指指腹按压200次左右，1天1次。

2. 小儿针灸——直刺0.5～1寸。

手五里穴 | 理气散结

疾病主治： 肘臂部疼痛、咳嗽、咯血等。

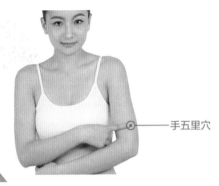

手五里穴

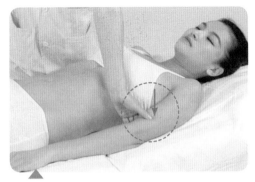

具体位置： 位于臂外侧，曲池穴与肩髃穴连线上，曲池上3寸处。

穴位应用： 1. 按摩——用拇指指腹按压50次左右，1天1次。

2. 小儿针灸——直刺0.5～1寸，要避开大动脉。

臂臑穴 | 止痛活络

疾病主治： 肘臂部疼痛、目赤、目痒等。

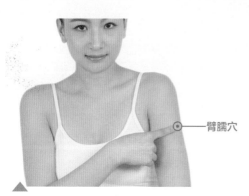
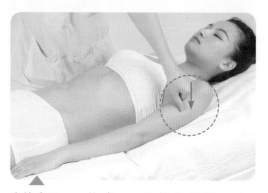

——臂臑穴

具体位置： 位于臂外侧，三角肌止点处，曲池穴与肩髃穴连线上，曲池穴上7寸。

穴位应用： 1. 按摩——用拇指指腹按压，100~200次，1天1次。

2. 小儿针灸——直刺或向上斜刺0.8~1.5寸。

巨骨穴 | 疏通肩颈

疾病主治： 肩周炎、肩臂疼痛等。

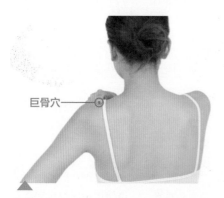
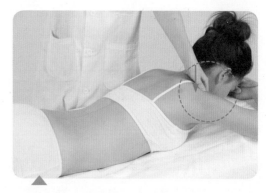

巨骨穴——

具体位置： 位于肩上部，当锁骨肩峰端与肩胛冈之间凹陷处。

穴位应用： 1. 按摩——用拇指指腹按压，100~200次，1天1次。

2. 小儿针灸——直刺0.5~1寸。

肩髃穴 | 通经活络

疾病主治：肩膀痛、肩关节活动障碍、偏瘫等。

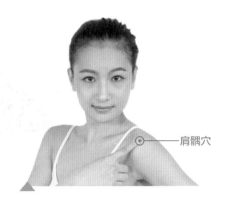

肩髃穴

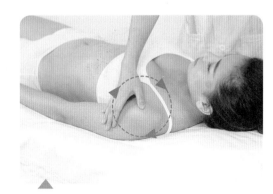

具体位置：位于肩部三角肌上，臂外展，或向前平伸时，肩峰前下方凹陷处。

穴位应用：1. 按摩——以拇指指腹垂直按压穴位，两肩按摩方法相同，每日早晚各一次，左右各按揉1～3分钟。
2. 小儿针灸——直刺或向下斜刺0.8～1.5寸。

疾病拓展：肩周炎。本病是肩部关节囊和关节周围软组织的一种退行性、炎症性慢性疾患。主要临床表现为患肢肩关节疼痛，昼轻夜重，活动受限，日久肩关节肌肉可出现失用性萎缩。

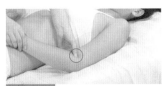

①揉曲池 用拇指指腹按压肘横纹外侧端，尺泽穴与肱骨外上髁连线中点，100次左右。

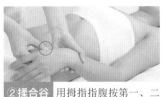

②揉合谷 用拇指指腹按第一、二掌骨间（第二掌骨桡侧的中点处）。1～2分钟。

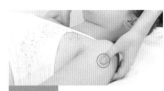

③揉肩髃 用拇指指腹揉按手臂外侧的三角肌上当肩峰前下方凹陷处。2分钟左右。

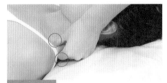

④揉肩井 用拇指、食指、中指相对成钳形，分别揉按两侧大椎与肩峰端连线的中点。1～3分钟。

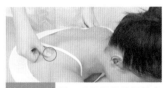

⑤按天宗 用双手拇指指腹揉按肩胛部的冈下窝中央凹陷处（与第四胸椎相平）。1～3分钟。

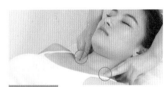

⑥按缺盆 双手食指、中指紧并，按压锁骨上窝中央，距前正线4寸处。1～2分钟。

天鼎穴 | 理气散结

疾病主治： 颈痛、咽喉痛等。

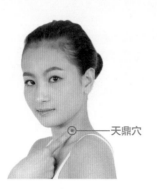

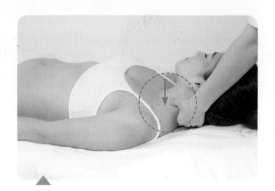

具体位置： 位于颈外侧部，胸锁乳突肌后缘，当结喉旁，扶突穴与缺盆穴连线中点。

穴位应用： 1. 按摩——用拇指指腹按压100～200次，1天1次。
2. 小儿针灸——直刺0.3～0.5寸。

扶突穴 | 消肿理气

疾病主治： 咽喉痛、咳嗽气喘等。

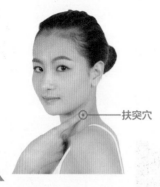

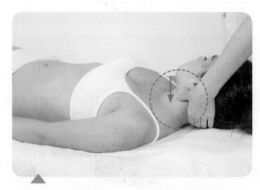

具体位置： 位于颈外侧部，结喉旁，当胸锁乳突肌的前、后缘之间。

穴位应用： 1. 按摩——以拇指指腹按压穴位，每次左右各按压1～3分钟。
2. 小儿针灸——直刺0.5～0.8寸。

口禾髎穴 | 祛风清热

疾病主治：鼻塞、口㖞、鼻炎等。

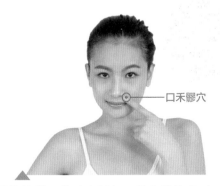

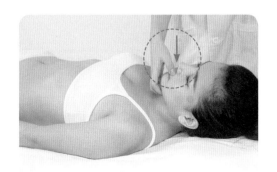

具体位置：位于上唇部，鼻孔外缘直下，平水沟穴。

穴位应用：1.按摩——用拇指指腹按压100～200次，1天1次。
2.小儿针灸——直刺0.3～0.5寸。

迎香穴 | 祛风止痛

疾病主治：鼻炎、鼻塞、口眼㖞斜等。

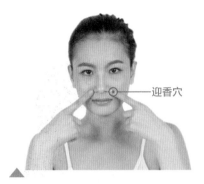

——迎香穴

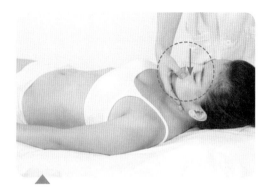

具体位置：位于鼻翼外缘中点旁，鼻唇沟中。

穴位应用：按摩——以拇指指腹垂直按压，也可用单手拇指与食指弯曲，直接垂直按压穴位。1～3分钟。

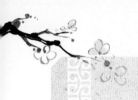

手少阳三焦经及其常用腧穴

基本概念：

本经脉起于无名指末端关冲穴，沿着手臂外侧，向上过肘尖、肩部，进入体内在心包经分支——其一，往下至三焦；其二，从锁骨上窝出体表，绕到耳后，到眉梢，最后止于丝竹空穴。本经脉又称"耳脉"，其循行路线自下而上，统领着人体内的水谷运化，气血运行。

功能主治：

本经脉主治面部、喉部、肩臂部的疾病，以及与"气"相关的疾病，常见病有水肿、耳聋、遗尿、小便不利、咽喉肿痛、肩臂肘痛等症状。

保养建议：

21：00—23：00 是手少阳三焦经运行的时间，是人体内分泌系统最活跃的时候，此时休息是对三焦经最好的保养。但这种习惯于现在夜生活丰富的时代，似乎面临巨大挑战，因此，我们想要早睡早起，让身体的内分泌系统正常运行，不至于紊乱，建议沿经络循行拍打，这有利于培养良好的睡眠习惯。

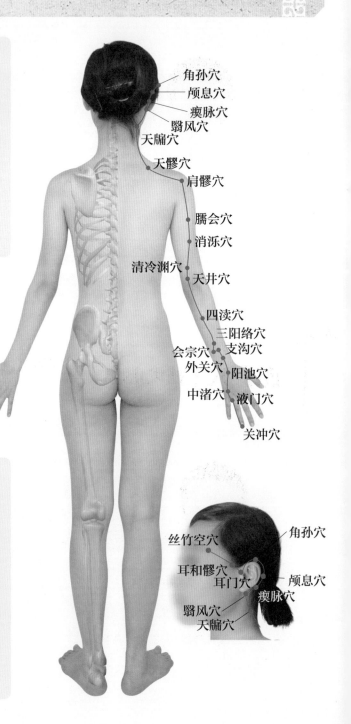

角孙穴
颅息穴
瘈脉穴
翳风穴
天牖穴
天髎穴
肩髎穴
臑会穴
消泺穴
清冷渊穴
天井穴
四渎穴
三阳络穴
会宗穴　支沟穴
外关穴　阳池穴
中渚穴　液门穴
关冲穴

丝竹空穴　　　　　角孙穴
耳和髎穴
耳门穴　　　　　颅息穴
　　　　　　瘈脉穴
翳风穴
天牖穴

关冲穴 | 解热开窍

疾病主治： 耳鸣、头痛、头晕目眩等。

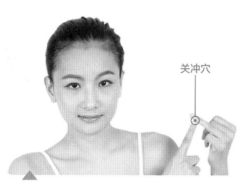

关冲穴

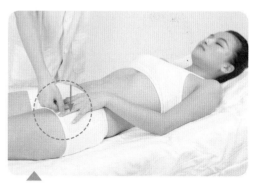

具体位置： 位于手环指末节尺侧，距指甲角0.1寸（指寸）。

穴位应用： 1. 按摩——弯曲拇指，以指甲尖掐按。1～3分钟。
2. 小儿针灸——浅刺0.1寸；本穴可艾灸。

液门穴 | 清火散热

疾病主治： 头痛、咽喉炎、耳疾等。

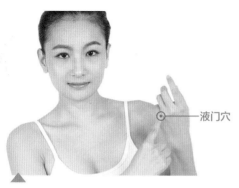

液门穴

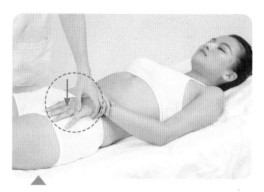

具体位置： 位于手背部，第四、五指间，指蹼缘后方赤白肉际处。

穴位应用： 按摩——用拇指指尖或指甲尖垂直掐按穴位，每天早晚左右手各掐按一次，1～3分钟。

中渚穴 | 止痛活络

疾病主治：偏头痛、肘臂痛、掌指伸屈不利。

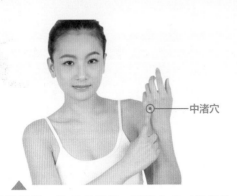

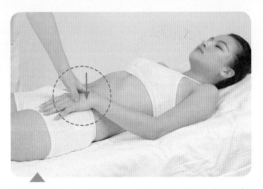

具体位置：位于手背部，环指本节（掌指关节）的后方，第四、五掌骨间凹陷处。

穴位应用：1. 按摩——早晚以拇指指腹揉按，1～3分钟，先左后右。
2. 小儿针灸——直刺 0.3～0.5 寸；可艾灸。

阳池穴 | 清热通络

疾病主治：肩臂痛、腕痛、疟疾、耳聋。

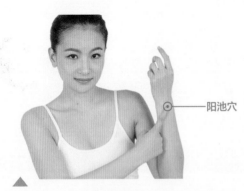

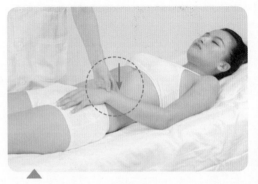

具体位置：位于腕背横纹中，指伸肌肌腱的尺侧缘凹陷处。

穴位应用：按摩——弯曲拇指，以指尖垂直揉按手腕横纹中点穴位处，每天早晚各一次，1～3分钟。

外关穴 | 祛火通络

疾病主治: 头痛、肘臂手指痛、屈伸不利。

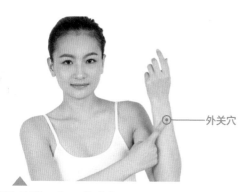

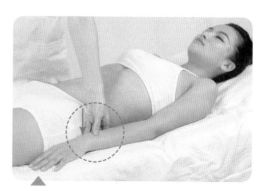

具体位置: 位于前臂背侧,阳池穴与肘尖连线上,腕背横纹上2寸,尺骨与桡骨之间。

穴位应用: 1. 按摩——用拇指指尖掐按100~200次,每天坚持即可。

2. 小儿针灸——直刺0.5~1寸;可艾灸。

会宗穴 | 安神定志

疾病主治: 耳聋、痫证、臂痛。

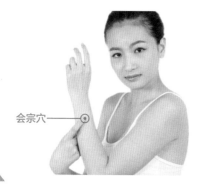

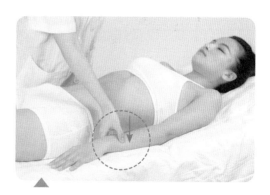

具体位置: 位于前臂背侧,腕背横纹上3寸,支沟穴尺侧,尺骨的桡侧缘。

穴位应用: 1.按摩——用拇指指尖掐按50~100次,每天坚持即可。

2. 小儿针灸——直刺0.5~1寸。

三阳络穴 | 醒神镇痛

疾病主治： 齿痛、耳聋、嗜睡，以及肘臂疼痛、急性挫闪腰痛等。

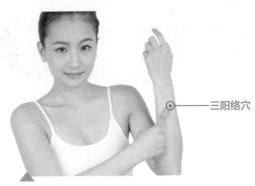

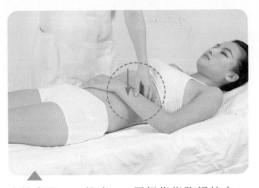

具体位置： 位于前臂背侧，腕背横纹上4寸，尺骨与桡骨之间。

穴位应用： 1. 按摩——用拇指指腹揉按穴位，50～150次，每天坚持即可。
2. 小儿针灸——直刺 0.5～1 寸；可艾灸。

四渎穴 | 清利咽喉

疾病主治： 耳鸣、齿龋痛、咽痛等。

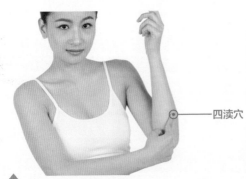

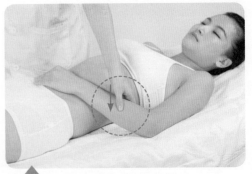

具体位置： 位于前臂背侧，阳池穴与肘尖的连线上，肘尖下5寸，尺骨与桡骨之间。

穴位应用： 1. 按摩——用拇指指腹揉按穴位，100～200次。
2. 小儿针灸——直刺 0.5～1 寸。

天井穴 | 安神通络

疾病主治: 偏头痛、目赤、耳聋、喉痹、咽痛、颊肿、胸痹、心痛、胁痛等。

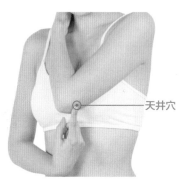

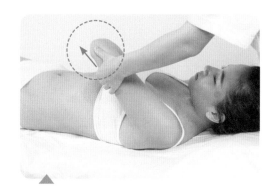

具体位置: 位于臂外侧,屈肘时,肘尖直上1寸凹陷处。

穴位应用: 1. 按摩——以指尖垂直向上按摩肘尖下穴位,1~3分钟。

2. 小儿针灸——直刺0.5～1寸;可艾灸。

消泺穴 | 安神止痛

疾病主治: 寒热、头痛、齿痛、头晕、颈项强急、肩背拘急、肩周炎等。

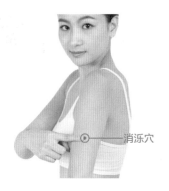

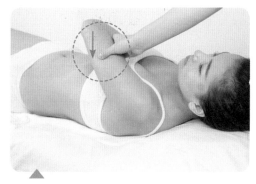

具体位置: 位于臂外侧,清冷渊穴与臑会穴连线的中点处。

穴位应用: 按摩——用拇指指腹向消泺穴施加压力进行揉按,3~5分钟。

臑会穴 | 化痰通络

疾病主治：肩胛肿痛、肘臂屈伸困难、上肢神经麻痹及癫疾、目疾等。

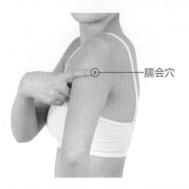

臑会穴

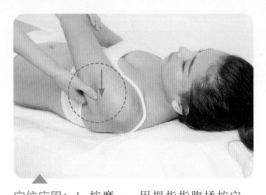

具体位置：位于臂外侧，肘尖与肩髎穴的连线上，肩下3寸，三角肌的后下缘。

穴位应用：1. 按摩——用拇指指腹揉按穴位，100～200次。

2. 小儿针灸——直刺0.5～1寸；可艾灸。

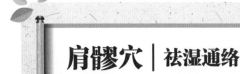

肩髎穴 | 祛湿通络

疾病主治：肩臂酸痛、肩关节活动不便等。

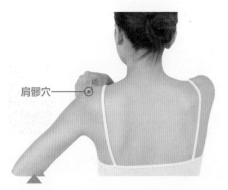

肩髎穴

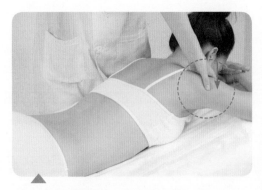

具体位置：位于肩部，肩髃穴后方，臂外展时，于肩峰后下方凹陷处。

穴位应用：按摩——用左手去摸右臂的肩峰，然后换手捏另一边，以拇指指腹按揉，每次3～5分钟。

天髎穴 | 祛风止痛

疾病主治： 颈项强急、落枕、肩周炎、寒热汗不出、胸中烦满等。

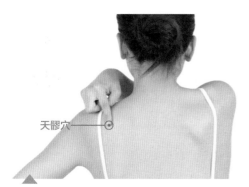

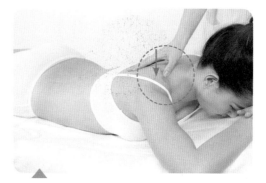

具体位置： 位于肩胛部，肩井穴与曲垣穴中间，肩胛骨上角处。

穴位应用： 1. 按摩——用拇指指腹揉按穴位，100～200次。

2. 小儿针灸——直刺0.5～0.8寸；可艾灸。

翳风穴 | 聪耳通窍

疾病主治： 面瘫、口噤、腮腺炎、下颌关节炎及脱臼、牙床急痛、耳聋、耳鸣、中耳炎。

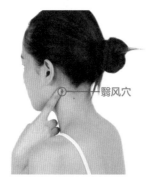

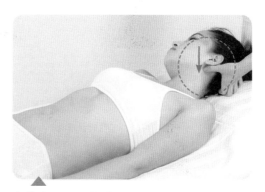

具体位置： 位于耳垂后方，乳突与下颌角之间的凹陷处。

穴位应用： 1. 按摩——用拇指指腹揉按穴位，100～200次。

2. 小儿针灸——直刺0.8～1寸；勿直接灸。

颅息穴 | 清热散风

疾病主治: 偏头痛、耳鸣、牙痛、呕吐、泄泻。

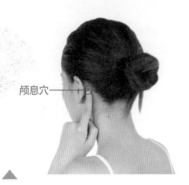

颅息穴

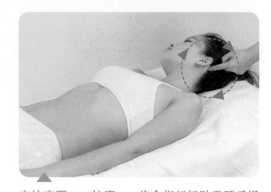

具体位置: 位于角孙穴与翳风穴间,耳轮连线的上、中1/3交点处。

穴位应用: 1. 按摩——将食指轻轻贴于耳后根处,顺时针按摩1～3分钟,每天早晚各一次。
2. 小儿针灸——直刺0.2～0.5寸;可艾灸。

疾病拓展: 耳鸣、耳聋。本病在临床上常同时并见,而且治疗方法大致相同,故合并论述。耳鸣是以耳内鸣响为主证。耳聋是以听力减退或听觉丧失为主证。其穴位疗法如下:

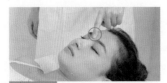

① 按印堂 用食指指腹按压额部,当两眉头中间。2～3分钟。

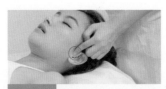

② 揉听宫 用食指指腹按揉面部下颌骨髁状突的后方,张口时凹陷处。100～200次。

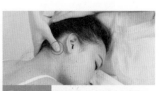

③ 揉翳明 用拇指指腹按揉项部,当翳风后1寸处。100次。

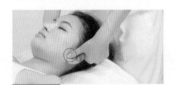

④ 揉听会 用两手拇指指腹按揉下颌骨髁状突的后方,相对位置在听宫之下0.5寸处。2～3分钟。

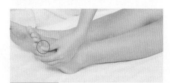

⑤ 压侠溪 用拇指指腹按压足背第四、五趾缝间,赤白肉际处。2～3分钟。

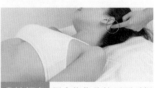

⑥ 按颅息 用食指指腹按压耳后根的耳轮连线的上、中1/3交点处。100～200次。

角孙穴 | 消肿止痛

疾病主治: 齿龈肿痛、耳肿痛、目痛、目翳等。

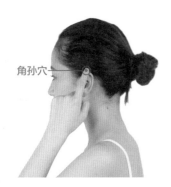

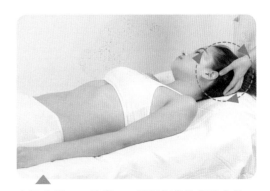

具体位置: 位于头部,折耳郭向前,耳尖直上入发际处。

穴位应用: 1. 按摩——用拇指指腹揉按穴位,取双侧,揉按1～3分钟。
2. 小儿针灸——直刺0.3～0.5寸;可艾灸。

耳门穴 | 开窍护耳

疾病主治: 耳鸣、脓耳、耳中痛、齿痛、头颈痛等。

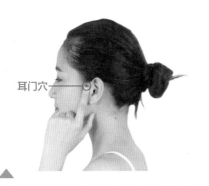

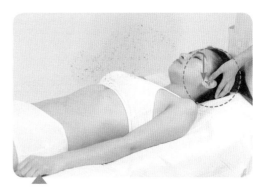

具体位置: 位于面部,耳屏上切迹的前方,下颌骨髁突后缘,张口时凹陷处。

穴位应用: 按摩——用拇指指尖垂直揉按耳门穴,有胀痛的感觉。每天早晚各揉按一次,每次1～3分钟。

丝竹空穴 | 明目镇惊

疾病主治： 偏头痛、眼睑跳动、目眩、目赤、目痛等。

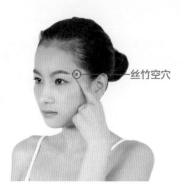

丝竹空穴

具体位置： 位于面部，眉梢凹陷处。

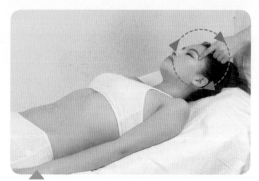

穴位应用： 1. 按摩——用食指指腹向内揉按两边眉毛外端凹陷之穴位，早晚各一次，每次1～3分钟。

2. 小儿针灸——直刺0.5～1寸。

耳和髎穴 | 开窍解痉

疾病主治： 头痛、齿痛、牙关拘急、耳鸣等。

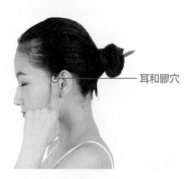

耳和髎穴

具体位置： 位于头侧部，鬓发后缘，平耳郭根之前方，颞浅动脉的后缘。

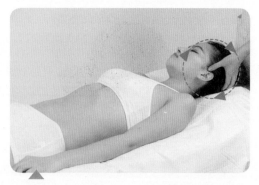

穴位应用： 1. 按摩——用拇指指腹揉按穴位100～200次。

2. 小儿针灸——直刺0.3～0.5寸。

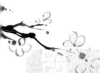

手太阳小肠经及其常用腧穴

基本概念：

本经脉简称"小肠经"，起于手小指尺侧端少泽穴，沿手背、上肢外侧后缘，过肘部，到肩关节后面，绕肩胛部，左右交会并与督脉在大椎穴处相会，行至任脉的膻中穴后，沿食道到达胃部，属小肠，其分支有二：其一，从缺盆穴沿颈部面颊部分出，至目外眦，转入耳中的听宫穴；其二，从面颊部斜向目眶下缘，到达内眼角的睛明穴，最后与足太阳膀胱经相接。由循行的路线可知，本经脉的两个分支，都在头面部交会，其功效必然具备宁心安神的作用。

功能主治：

疏通经气、缓解疲劳。常见病有耳聋、眼睛昏黄、面颊肿胀，以及颈部、肩胛部、上臂等肢体疼痛症状。

保养建议：

手太阳小肠经在未时循行，即13：00—15：00，此时小肠经最旺，是保养小肠经的最好时段，在这个时段多喝水、喝茶，这样可以稀释血液，保护我们的血管，有利于小肠排毒降火。在13：00之前吃完午餐有助于营养物质的吸收。

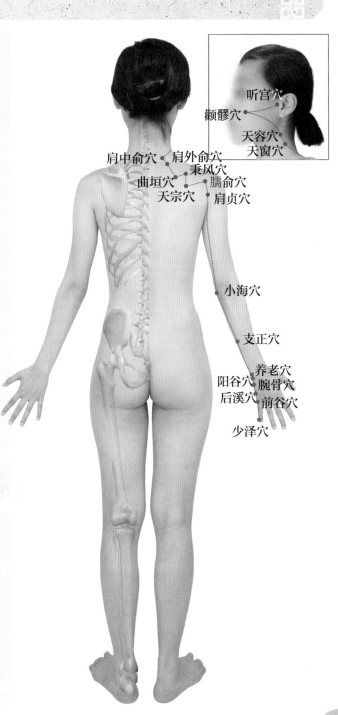

听宫穴
颧髎穴
天容穴
天窗穴

肩中俞穴　肩外俞穴
秉风穴
曲垣穴　臑俞穴
天宗穴　肩贞穴

小海穴

支正穴

养老穴
阳谷穴　腕骨穴
后溪穴　前谷穴

少泽穴

少泽穴 | 醒神开窍

疾病主治： 发热、中风昏迷、乳少、咽喉肿痛等。

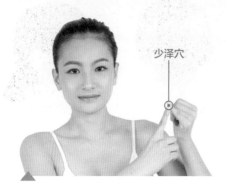

少泽穴

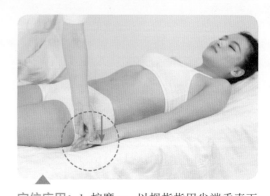

具体位置： 位于手小指末节尺侧，距指甲角0.1寸（指寸）。

穴位应用： 1. 按摩——以拇指指甲尖端垂直下压，每次掐按1～3分钟。

2. 小儿针灸——浅刺0.1寸，或者点刺出血。

疾病拓展： 产后缺乳。乳汁的分泌与乳母的精神、情绪和营养状况、休息、产后修复都有关联。中医认为本病多因平时身体虚弱，或产期失血过多，以致气血亏虚，乳汁化源不足，或情志失调，气机不畅所致。手太阳小肠经可以起到调节人精神面貌的作用，治疗本病，除食物营养方面要跟上节奏以外，还要让乳母在哺乳期间保持良好的精神状态，其穴位疗法如下：

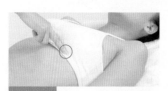

①**按乳根** 用中指指腹点按乳房根部，第五肋间隙，距前正中线4寸处。1～3分钟。

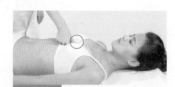

②**揉膻中** 用拇指指端揉按胸部第四肋间，两乳头连线的中点处。1～3分钟。

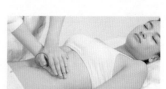

③**揉中脘** 两手掌相叠揉按腹部的前正中线上，当脐中上4寸处。顺、逆时针各2分钟。

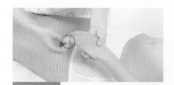

④**捏少泽** 拇指、食指、中指形成钳形揉捏小指末节尺侧，距指甲角0.1寸处。1～2分钟。

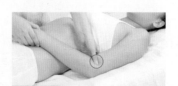

⑤**掐曲池** 用拇指指尖掐按肘横纹外侧端的尺泽穴与肱骨外上髁连线中点处。3～5分钟。

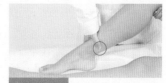

⑥**揉三阴交** 用拇指指端点按小腿内侧的足内踝尖上3寸处（胫骨内侧缘后方）。1～2分钟。

前谷穴 | 通经活络

疾病主治： 手指麻木、扁桃体炎、腮腺炎。

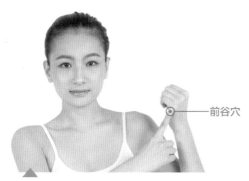

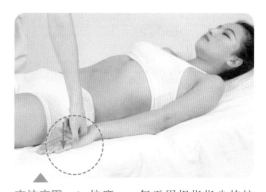

具体位置： 位于手尺侧，微握拳，当小指本节前的掌指横纹头赤白肉际处。

穴位应用： 1. 按摩——每天用拇指指尖掐按前谷穴2～3分钟即可。
2. 小儿针灸——直刺0.3～0.5寸。

后溪穴 | 活络止痛

疾病主治： 头项强痛、耳聋、咽痛、齿痛、目翳、肘臂挛痛。

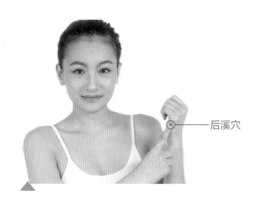

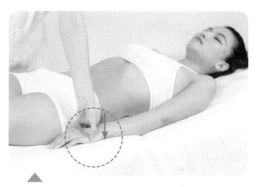

具体位置： 位于手掌尺侧，微握拳，小指本节（第五掌指关节）后的远侧掌横纹头赤白肉际处。

穴位应用： 按摩——轻握拳，以拇指指尖垂直向着掌心方向下压穴位，每次各掐按1～3分钟。

腕骨穴 | 消炎止痛

疾病主治：头痛、肩臂挛痛、腕痛、热病。

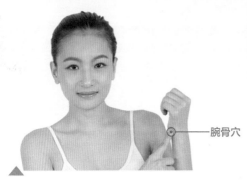

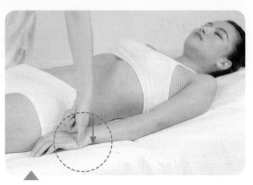

具体位置：位于手掌尺侧，当第五掌骨基底与钩骨之间，赤白肉际凹陷处。

穴位应用：1. 按摩——用拇指指尖掐按腕骨穴2～3分钟。

2. 小儿针灸——直刺0.3～0.5寸。

阳谷穴 | 活络止痛

疾病主治：手腕痛、牙痛、肩痛。

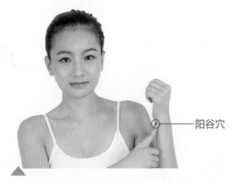

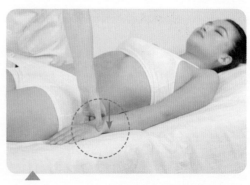

具体位置：位于手腕尺侧，当尺骨茎突与三角骨之间的凹陷处。

穴位应用：按摩——屈肘侧腕，以拇指指腹按压穴位，并做圈状按摩，早晚各一次，每次1～3分钟。

养老穴 | 清神明目

疾病主治： 目视不明、肩臂疼痛、高血压。

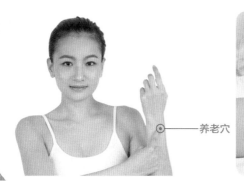

养老穴

具体位置： 位于前臂背面尺侧，当尺骨小头近端桡侧凹陷中。

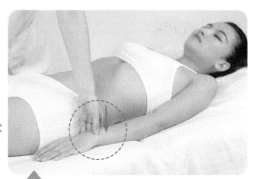

穴位应用： 1.按摩——用拇指指尖垂直向下按揉穴位，1～3分钟。

2. 小儿针灸——直刺或斜刺0.5～0.8寸。

支正穴 | 活血止痛

疾病主治： 颈项强直、手指拘挛、头痛、目眩。

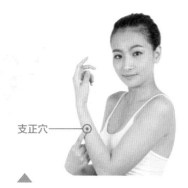

支正穴

具体位置： 位于前臂背面尺侧，阳谷穴与小海穴的连线上，腕背横纹上5寸。

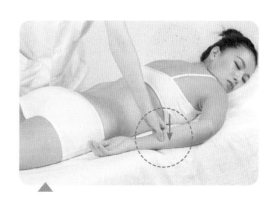

穴位应用： 1.按摩——用拇指指尖掐按，2～3分钟。

2. 小儿针灸——直刺或斜刺0.5～0.8寸。

小海穴 | 清热止痛

疾病主治：牙痛、颈项痛、上肢酸痛。

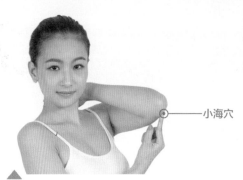

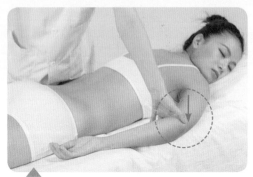

具体位置：位于肘内侧，尺骨鹰嘴与肱骨内上髁之间的凹陷处。

穴位应用：1. 按摩——以拇指指腹垂直触压揉按穴位，每次左右各揉按1~3分钟。

2. 小儿针灸——直刺0.3~0.5寸。

肩贞穴 | 消炎镇痛

疾病主治：肩关节疼痛、活动不便、上肢瘫痪。

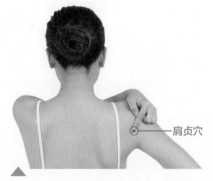

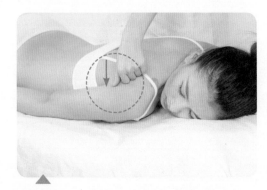

具体位置：位于肩关节后下方，臂内收时，腋后纹头上1寸（指寸）。

穴位应用：1. 按摩——以拇指指腹按压穴位，每次左右各揉按1~3分钟。

2. 小儿针灸——直刺1~1.5寸。

天宗穴 | 活血通络

疾病主治： 肩臂酸痛、肩关节活动不便。

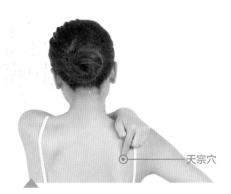

天宗穴

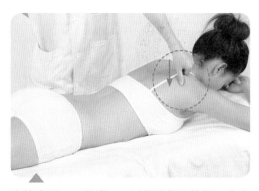

具体位置： 位于肩胛部，冈下窝中央凹陷处，与第四胸椎相平。

穴位应用： 1. 按摩——以拇指指腹按揉，先左后右，1～3分钟。

2. 小儿针灸——直刺或斜刺0.5～1寸。

疾病拓展： 颈椎病。本病多因颈椎骨、椎间盘及其周围纤维结构损害，致使颈椎间隙变窄，关节囊松弛，内平衡失调的一系列功能障碍的临床综合征。主要临床表现为头、颈、肩、臂、上胸背疼痛或麻木、酸沉、放射性痛，头晕，无力，上肢及手感觉明显减退，部分患者有明显的肌肉萎缩。大多数上班族都有颈椎病，只是轻重程度不同，其穴位疗法如下：

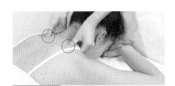

①捏肩井 拇指、食指、中指形成钳形，揉捏肩上的大椎与肩峰端连线的中点处。200次。

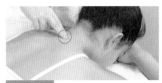

②揉大椎 用食指、中指指腹按揉第七颈椎棘突下凹陷处。3～5分钟。

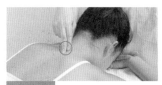

③按陶道 用食指、中指指腹按揉背部的第一胸椎棘突下凹陷处。3～5分钟。

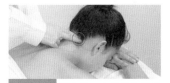

④捏风池 用食指、中指指腹按揉枕骨之下，胸锁乳突肌与斜方肌之间的凹陷处。3～5分钟。

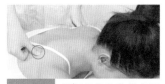

⑤揉天宗 用拇指指腹按揉肩胛部，冈下窝中央凹陷处（与第四胸椎相平）。3～5分钟。

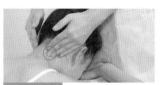

⑥按阿是穴 无固定位置，以病痛局部或与病痛有关的压痛点为准。1～3分钟。

秉风穴 | 通经活络

疾病主治： 肩臂酸痛、肩关节活动不便、项强。

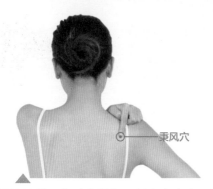

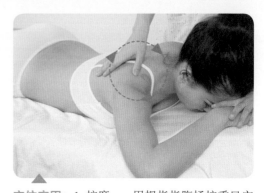

秉风穴

具体位置： 位于肩胛部，冈上窝中央，臑俞与第二胸椎棘突连线中点处。

穴位应用： 1. 按摩——用拇指指腹揉按秉风穴100～200次。

2. 小儿针灸——直刺或斜刺0.5～1寸。

肩外俞穴 | 通经活络

疾病主治： 肩臂酸痛、颈项强急、上肢冷痛。

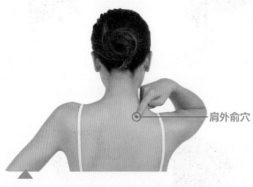

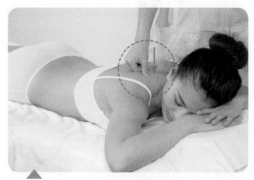

肩外俞穴

具体位置： 位于背部，第一胸椎棘突下，旁开3寸。

穴位应用： 1. 按摩——用拇指指腹按揉肩外俞穴100～200次。

2. 小儿针灸——斜刺0.5～0.8寸。

肩中俞穴 | 平气息喘

疾病主治: 咳嗽、气喘、肩背疼痛、目视不清。

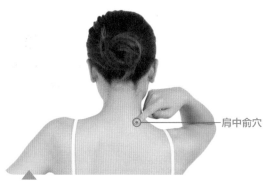

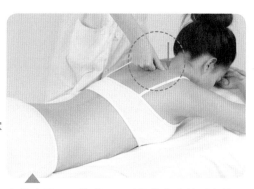

具体位置: 位于背部,第七颈椎棘突下,旁开2寸。

穴位应用: 1. 按摩——以拇指指腹按压穴位,每次左右各揉按1～3分钟。

2. 小儿针灸——斜刺0.5～0.8寸。

颧髎穴 | 祛风镇痉

疾病主治: 口眼㖞斜。

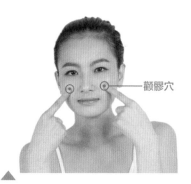

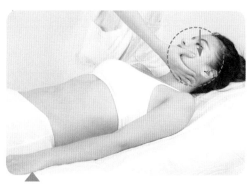

具体位置: 位于面部,目外眦直下,颧骨下缘凹陷处。

穴位应用: 按摩——以拇指指尖垂直按压穴位,力道稍轻,每次左右各揉按1～3分钟。

听宫穴 | 聪耳开窍

疾病主治： 耳鸣、耳聋、聤耳、齿痛、癫狂等。

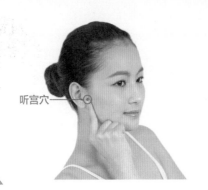

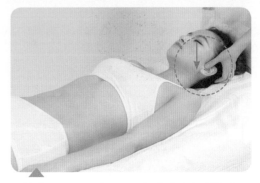

具体位置： 位于面部，耳屏前，下颌骨髁状突的后方，张口时凹陷处。

穴位应用： 1. 按摩——以拇指指尖轻轻揉按，每次左右各（或双侧同时）按揉1～3分钟。

2. 小儿针灸——直刺1～1.5寸。

穴位详解： 听宫穴又名多闻穴、多所闻穴，意思是此穴气血流入地之地部为空洞之处，产生回声既响又长。想想看，曾经你的耳朵里面是不是好像养了小虫子一样，不时吱吱地叫个不停，尤其是在夜深人静的时候，更是令你难以入眠；等到你年纪越来越

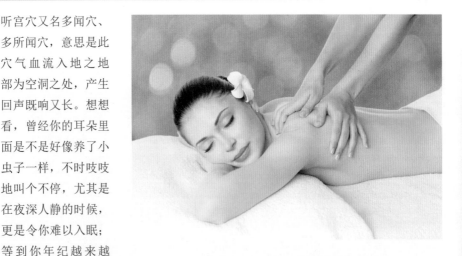

大的时候，听人讲话的声音却似乎离得越来越远，越来越听不清楚，最后甚至根本就听不见了。像这种耳朵产生的耳鸣、重听、听力障碍等，只要长期坚持按压听宫穴，就能够得到有效的改善。据《针灸甲乙经》和《医学入门》所载，此穴位"在耳前珠子旁"。据《内经图考》载其于"耳门之前"。黄学龙曰："听宫在听会、颊车之间。余思过去经验，似以开口取听宫为宜，刺三分，灸三壮。"

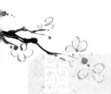

足太阴脾经及其常用腧穴

基本概念:

本经脉简称"脾经",主管脾胃,起自足大趾内侧端隐白穴,沿内侧赤白肉际上行,过内踝的前缘,沿小腿肚内侧正中线上行,在内踝上8寸处,交出足厥阴肝经之前,之后上行沿膝骨内侧前缘,进入腹部,属脾,络胃,然后向上穿过膈肌,沿食道两旁,络大包、会中府、系舌根、散舌下。还有一条分支从胃别出,上行通过膈肌,注入心中,最后与手少阴心经相接。本经脉是阴经之一,与脾、胃、心脏的关系最为密切,也是治疗妇科疾病的首选经脉。

功能主治:

本经脉主治消化系统、妇科、前阴病,以及循行路线上其他部位的疾病。常见病有胃脘痛、呕吐、腹胀、黄疸、下肢内侧肿胀、厥冷等。

保养建议:

足太阴脾经在巳时循行,即我们现在说的早上9:00—11:00,脾经是人体消化吸收和废物排泄的总指挥,消化吸收功能和排泄功能好的人,血液质量就好,要按时吃早餐,尽量早睡早起,早餐忌燥热及辛辣刺激性食物。

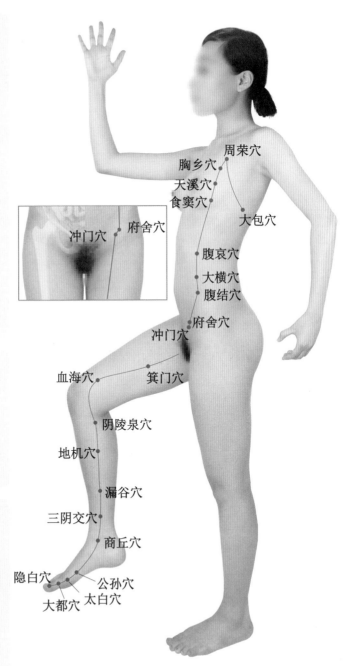

周荣穴
胸乡穴
天溪穴
食窦穴
大包穴
腹哀穴
大横穴
腹结穴
府舍穴
冲门穴
冲门穴
府舍穴
血海穴
箕门穴
阴陵泉穴
地机穴
漏谷穴
三阴交穴
商丘穴
隐白穴
公孙穴
太白穴
大都穴

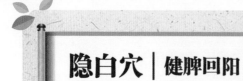

隐白穴 | 健脾回阳

疾病主治: 腹胀、便血、尿血、月经过多、崩漏、癫狂、多梦、惊风等。

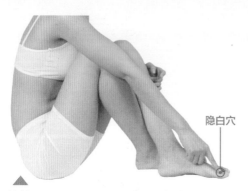

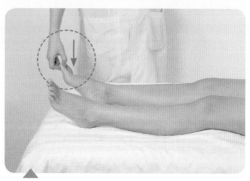

具体位置: 位于足大趾末节内侧,距趾甲角0.1寸(指寸)。

穴位应用: 1. 按摩——用拇指指甲垂直掐按穴位,每日早晚各掐按一次,每次左右各掐按1~3分钟。

2. 小儿针灸——浅刺0.1寸。

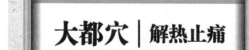

大都穴 | 解热止痛

疾病主治: 腹痛、呕吐、泄泻、胃痛、癫狂。

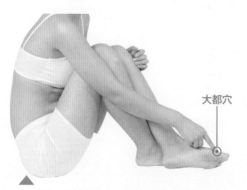

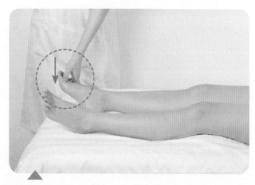

具体位置: 位于足内侧缘,当足大趾本节(第一跖趾关节)前下方赤白肉际凹陷处。

穴位应用: 1. 按摩——用拇指指尖用力掐揉大都穴100~200次。

2. 小儿针灸——直刺0.3~0.5寸。

太白穴 | 和胃健脾

疾病主治： 胃痛、腹胀、肠鸣、便秘、痔疮。

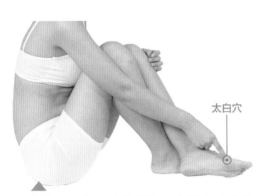

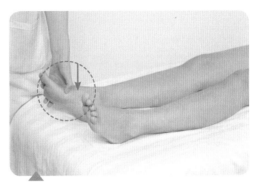

具体位置： 位于足内侧缘，当足大趾本节（第一跖趾关节）后下方赤白肉际凹陷处。

穴位应用： 1. 按摩——以拇指指腹垂直按压穴位，每日早晚各按压一次，每次左右各按压1～3分钟。

2. 小儿针灸——直刺0.5～0.8寸。

公孙穴 | 健脾化湿

疾病主治： 胃痛、呕吐、消化不良、腹痛、痢疾。

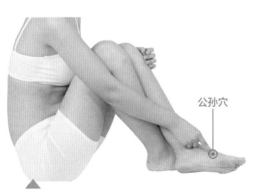

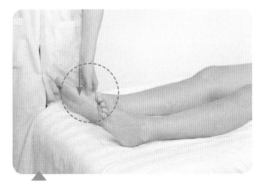

具体位置： 位于足内侧缘，第一跖骨基底的前下方。

穴位应用： 1. 按摩——以拇指指尖垂直揉按穴位，每天早晚各揉按一次，每次左右脚各揉按1～3分钟。

2. 小儿针灸——直刺0.6～1.2寸。

商丘穴 | 健脾消食

疾病主治： 腹胀、泄泻、便秘、黄疸、脚气、疝痛、癫病、慢惊风、痔疾等。

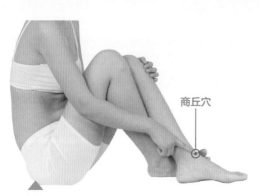

具体位置： 位于足内踝前下方凹陷中，舟骨结节与内踝尖连线的中点处。

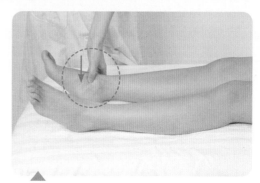

穴位应用： 1. 按摩——每天用拇指指尖用力掐揉商丘穴100～200次，可改善踝部疼痛。

2. 小儿针灸——直刺0.3～0.5寸。

漏谷穴 | 健脾利尿

疾病主治： 腹胀、肠鸣、小便不利、遗精、下肢痿痹等。

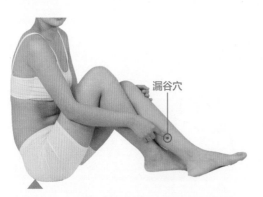

具体位置： 位于小腿内侧，内踝尖与阴陵泉的连线上，距内踝尖6寸，胫骨内侧缘后方。

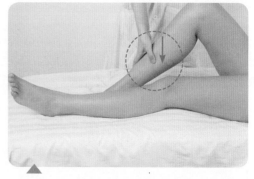

穴位应用： 1. 按摩——用拇指指腹揉按漏谷穴100～200次。

2. 小儿针灸——直刺1～1.5寸。

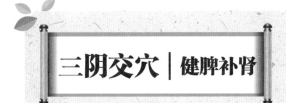

三阴交穴 | 健脾补肾

疾病主治： 失眠、腹胀、遗尿、小便不利、妇科病。

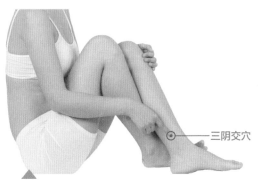

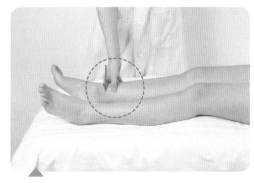

具体位置： 位于小腿内侧，足内踝尖上3寸，胫骨内侧缘后方。

穴位应用： 1. 按摩——以拇指指尖垂直按压穴位，每天早晚各一次，每次左右足各揉按1～3分钟。

2. 小儿针灸——直刺1～1.5寸。

疾病拓展： 小儿遗尿。本病是指小儿睡梦中小便自遗，醒后方觉的病症，3岁以下的儿童属正常现象，若3岁以上的小儿出现这种情况，就属于不正常了，医学上称之为"遗尿症"。一般是男孩多于女孩，天气阴雨时更易发生，久病不好，会影响儿童的身心发育。其穴位疗法如下：

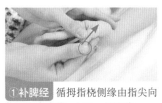

①补脾经 循拇指桡侧缘由指尖向指根方向直推。100～500次。

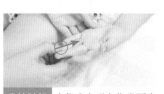

②补肺经 自指尖向无名指掌面末节指纹方向推。100～500次。

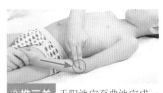

③推三关 于阳池穴至曲池穴成一条直线直推。100～300次。

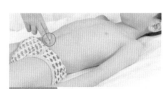

④揉丹田 用食指、中指两指揉或摩脐下2寸与3寸之间。揉50～100次，摩5分钟。

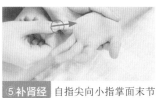

⑤补肾经 自指尖向小指掌面末节指纹方向推。100～500次。

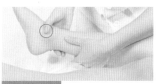

⑥揉三阴交 用拇指指腹按压足内踝尖上3寸，胫骨内侧缘后方处。100～300次。

地机穴 | 健脾镇痛

疾病主治： 腹痛、水肿、小便不利、遗精。

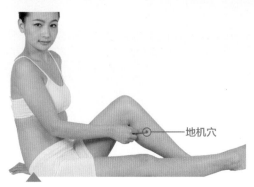

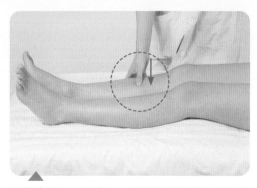

具体位置： 位于小腿内侧，内踝尖与阴陵泉的连线上，阴陵泉下3寸。

穴位应用： 1. 按摩——用拇指指腹按揉地机穴100～200次。

2. 小儿针灸——直刺1～1.5寸。

冲门穴 | 生殖保健

疾病主治： 腹痛、疝气、崩漏、赤白带下、痔痛等。

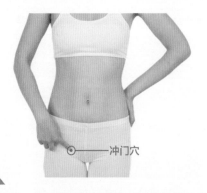

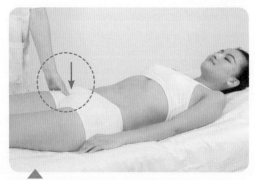

具体位置： 位于腹股沟外侧，距耻骨联合上缘中点3.5寸，髂外动脉搏动处的外侧。

穴位应用： 1. 按摩——每天用拇指按压冲门穴片刻，5～10次。

2. 小儿针灸——直刺0.5～1寸，注意避开动脉。

血海穴 | 调经统血

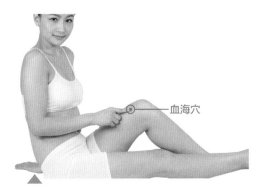

——血海穴

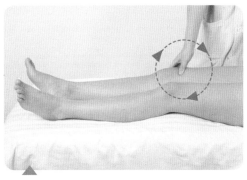

具体位置：屈膝，位于大腿内侧，髌底内侧端上2寸，股四头肌内侧头的隆起处。

穴位应用：1. 按摩——四指在膝上，拇指在膝盖内侧上方。用拇指指尖按揉穴位，每天早晚各一次，每次左右脚穴位各揉按3～5分钟。

2. 小儿针灸——直刺1～1.5寸。

疾病拓展：闭经。本病是指妇女应有月经而超过一定时限仍未来潮者。正常女子一般14岁左右月经来潮，凡超过18岁尚未来潮者，为原发性闭经。月经周期建立后，又停经3个月以上者，为继发性闭经。闭经多为内分泌系统的月经调节机能失常、子宫因素以及全身性疾病所致。其穴位疗法如下：

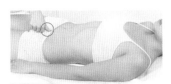

①**压关元** 用拇指指腹按压下腹部，前正中线上，当脐中下3寸处。50～100次。

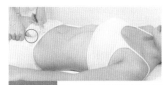

②**揉归来** 用双手拇指指腹同时揉按脐中下4寸，距前正中线2寸处。1～3分钟。

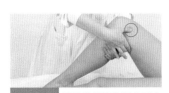

③**揉血海** 用拇指指腹按揉大腿内侧，髌底内侧端上2寸处。3～5分钟。

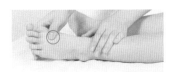

④**按太冲** 用拇指指腹按压足背侧，当第一跖骨间隙的后方凹陷处。1～3分钟。

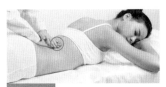

⑤**按肾俞** 双手手掌相叠，按压第二腰椎棘突下，旁开1.5寸处。20～50次。

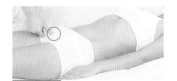

⑥**按横骨** 用拇指指腹按压腹部脐中下5寸，前正中线旁开0.5寸处。1～3分钟。

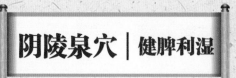

阴陵泉穴 | 健脾利湿

疾病主治： 膝关节疼痛、小便不利。

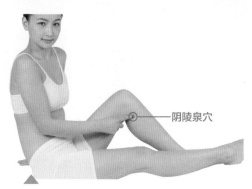

阴陵泉穴

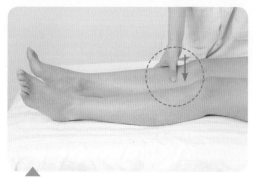

具体位置： 位于小腿内侧，胫骨内侧髁后下方凹陷处。

穴位应用： 1. 按摩——以拇指指尖用力揉按阴陵泉穴，每天早晚各揉按一次，每次左右穴位各揉按1～3分钟。
2. 小儿针灸——直刺1～2寸。

疾病拓展： 糖尿病。本病是由于血中胰岛素相对不足，导致血糖过高，出现糖尿，进而引起脂肪和蛋白质代谢紊乱的常见内分泌代谢性疾病。临床上可出现多尿、烦渴、多饮、多食、消瘦等表现，持续高血糖与长期代谢紊乱等症状可导致眼、肾、心脑血管系统及神经系统的损害及其功能障碍或衰竭。其穴位疗法如下：

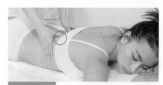

①按脾俞 双手拇指指腹按压第十一胸椎棘突下，旁开1.5寸。150次。

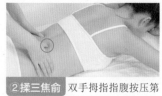

②揉三焦俞 双手拇指指腹按压第一腰椎棘突下，旁开1.5寸。3～5分钟。

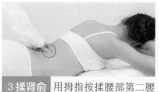

③揉肾俞 用拇指按揉腰部第二腰椎棘突下，旁开1.5寸。1～3分钟。

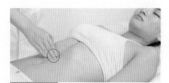

④揉中脘 食指、中指、无名指三指紧并，揉按腹部前正中线当脐中上4寸处。3～5分钟。

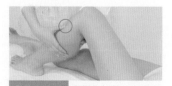

⑤按足三里 用拇指揉按小腿前外侧，犊鼻穴下3寸处。5分钟左右。

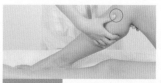

⑥按阴陵泉 用拇指指腹揉按胫骨内侧髁下方与胫骨内侧缘之间的凹陷处。1～3分钟。

箕门穴 | 清热利尿

疾病主治： 小便不利、遗尿、腹股沟肿痛、阴囊湿疹等。

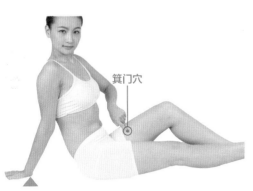

箕门穴

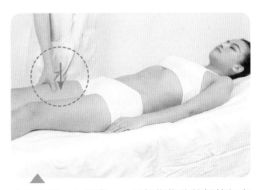

具体位置： 位于大腿内侧，血海与冲门连线上，血海上6寸。

穴位应用： 1. 按摩——用拇指指腹按揉箕门穴100～200次。

2. 小儿针灸——直刺0.5～1寸。

府舍穴 | 顺气通便

疾病主治： 腹股沟痛、腹胀、腹痛。

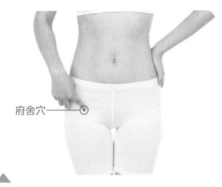

府舍穴

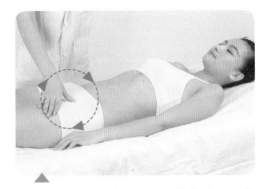

具体位置： 位于下腹部，当脐中下4寸，冲门上方0.7寸，距前正中线4寸。

穴位应用： 1. 按摩——以拇指指腹揉按穴位，每次揉按1～3分钟。

2. 小儿针灸——直刺0.5～1寸。

腹结穴 | 止痛止泻

疾病主治： 绕脐疼痛、腹胀、腹痛、便秘、泄泻。

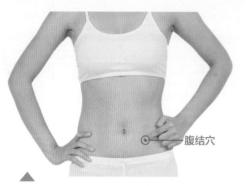

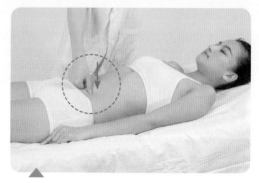

具体位置： 位于下腹部，大横下1.3寸，距前正中线4寸。

穴位应用： 1. 按摩——用拇指指尖掐揉腹结穴100～200次。

2. 小儿针灸——直刺1～2寸。

腹哀穴 | 健胃消食

疾病主治： 消化不良、腹胀、腹痛、便秘、绕脐痛。

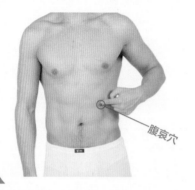

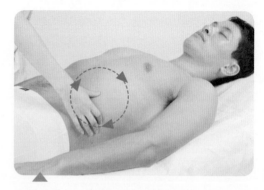

具体位置： 位于上腹部，当脐中上3寸，距前正中线4寸。

穴位应用： 1. 按摩——用拇指指腹按揉腹哀穴100～200次。

2. 小儿针灸——直刺0.5～1寸。

大横穴 | 调理肠胃

疾病主治： 虚寒痢疾、大便干结、小腹痛。

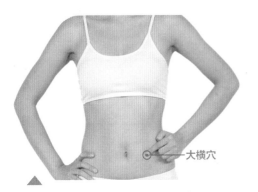

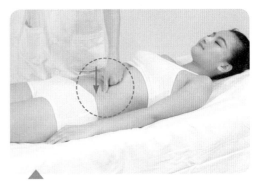

具体位置： 位于腹中部，距脐中4寸。

穴位应用： 1. 按摩——以拇指指尖垂直下压（此时配合吸气、缩腹效果更佳）揉按，每天早晚各一次，每次各揉按1~3分钟。

2. 小儿针灸——直刺1~1.5寸。

疾病拓展： 便秘。本病是临床常见的复杂症状，这里的"便"指的是大便，主要表现是排便次数减少、粪便量减少、粪便干结、排便费力等。引起功能性便秘的原因有饮食不当，如饮水过少或进食含纤维素的食物过少；生活压力过大，精神紧张；滥用泻药，对药物产生依赖形成便秘；结肠运动功能紊乱等。其穴位疗法如下：

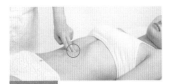

①揉中脘 食指、中指紧并揉按腹部前正中线，当脐中上4寸处。3~5分钟。

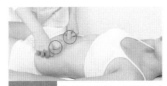

②揉天枢 位于腹中部，距脐中2寸处。用拇指指腹按压天枢穴1分钟。

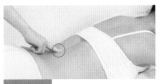

③按命门 用食指、中指指腹按压腰部后正中线上，第二腰椎棘突下凹陷。2~3分钟。

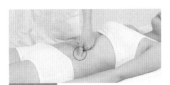

④推大横 用拇指推，位于腹中部，距离脐中4寸处。1~3分钟。

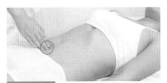

⑤揉气海 用食、中、无名三指按揉腹部前正中线上，当脐中下1.5寸处。2~3分钟。

食窦穴 | 消炎消肿

疾病主治: 胸胁胀痛、水肿、反胃、恶心、腹胀。

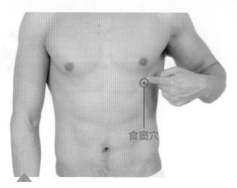

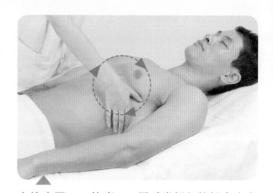

具体位置: 位于胸外侧部,当第五肋间隙,距前正中线6寸。

穴位应用: 1. 按摩——用手掌根部按揉食窦穴100~200次。

2. 小儿针灸——斜刺或者外平刺0.5~0.8寸。

天溪穴 | 止咳泌乳

疾病主治: 胸胁胀痛、咳嗽、乳腺炎、乳汁不足。

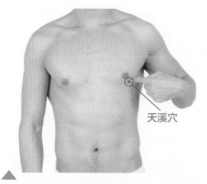

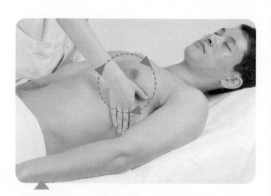

具体位置: 位于胸外侧部,当第四肋间隙,距前正中线6寸。

穴位应用: 1. 按摩——用手掌根部按揉100~200次。

2. 小儿针灸——斜刺或者外平刺0.5~0.8寸。

胸乡穴 | 理气止痛

疾病主治： 胸胁胀痛。

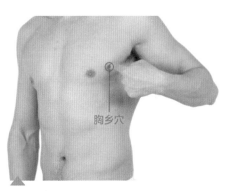

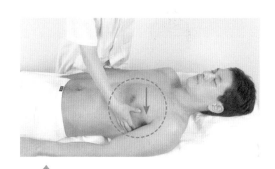

具体位置： 位于胸外侧部，当第三肋间隙，距前正中线6寸。

穴位应用： 1. 按摩——用拇指指腹按揉穴位，100～200次。

2. 小儿针灸——斜刺或者外平刺0.5～0.8寸。

周荣穴 | 理气化痰

疾病主治： 咳嗽、胸胁胀痛。

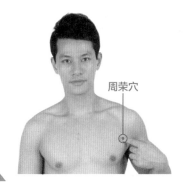

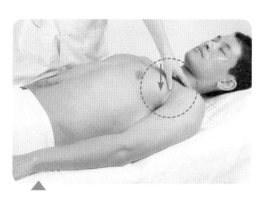

具体位置： 位于胸外侧部，当第二肋间隙，距前正中线6寸。

穴位应用： 按摩——以拇指指腹揉按穴位，早晚各一次，每次各揉按1～3分钟。

大包穴 | 止咳镇痛

疾病主治：咳嗽、胸胁胀痛。

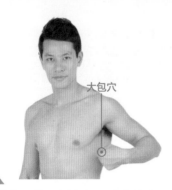

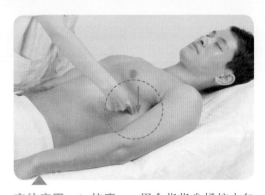

具体位置：位于侧胸部，腋中线上，当第六肋间隙处。

穴位应用：1. 按摩——用食指指尖揉按大包穴，每天早晚各一次，每次各揉按1～3分钟。
2. 小儿针灸——斜刺或者外平刺0.5～0.8寸。

穴位详解：脾在五行中属于"中土"，是其余四脏（肝、心、肺、肾）之主，因此，这处穴位又名叫"脾之大络"，意思就是联络其他经脉的重要穴道。它总统阴阳各经脉穴位，使得经气能够灌溉于五脏、四肢。它无所不包，无所不容，所以名为"大包穴"。这个穴位出自《灵枢·经脉》，属于足太阴

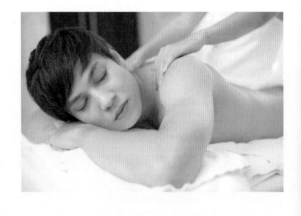

脾经，是脾经中的主要穴位之一。通常来说，在肺癌病人的大包穴的周围都有一些包块，女性肺癌患者的包块大多数都出现在右侧的大包穴位置，男性肺癌患者的包块大多数都出现在左侧的大包穴位置。经常按摩这处穴位，有利于清除穴位内部的瘀血，消除包块，调理肺气，对肺部具有改善和养护功能。另外，还有一些人晚上睡觉总是睡不安稳，总是在似睡非睡之间，而白天的时候却全身疲软，四肢乏力，提不起任何精神，如果遇到这种情况，只要能够坚持按压此穴位，也能够使症状得到缓解和改善。

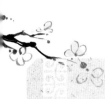

足厥阴肝经及其常用腧穴

基本概念:

本经脉起于足大趾趾甲后的大敦穴（丛毛处），沿足背向上，经过内踝前1寸处中封穴，沿小腿内侧上行，与脾经的三阴交穴交会，至内踝上8寸处，交出于足太阴脾经的后面，至膝内侧的曲泉穴沿大腿内侧进入阴毛处，环绕外生殖器，至小腹，联络胆腑，向上通过膈肌，经过胁部，沿咽喉部进入眼球所在的部位，最后向上经过额前顶端与督脉交会。

功能主治:

本经脉起自足大趾，连接肝胆，主治胸胁、肝胆、热性病、神经系统疾病。常见病有腰痛、胸满、呃逆、遗尿、小便不利、疝气、腹部肿胀等。

保养建议:

人的睡眠最重要的时间段是凌晨的1：00—3：00，而肝经的运行时间恰好也是在这个时间段，人体的思维和行动需要靠肝血来供养，体内的血液也需要常常更新，如果新鲜的血液不能及时替换掉"旧"的血液，人体就会情志倦怠，新陈代谢就会被打断，把握好这几个小时的休息时间，体内的毒素才能得到充分的排解，精力才能充沛。

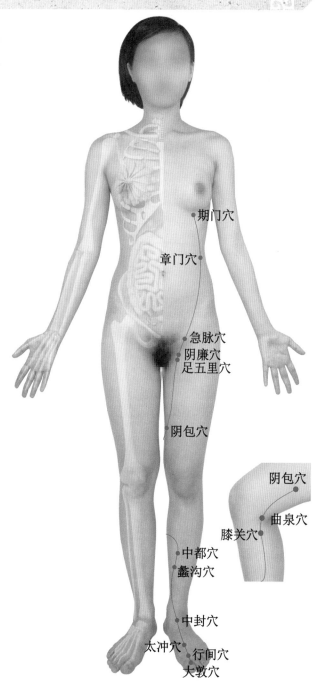

期门穴
章门穴
急脉穴
阴廉穴
足五里穴
阴包穴
阴包穴
曲泉穴
膝关穴
中都穴
蠡沟穴
中封穴
太冲穴
行间穴
大敦穴

大敦穴 | 调经通淋

疾病主治: 阴挺、阴缩、阴中痛、七疝、五淋、遗精、遗尿、癃闭、小便失禁等。

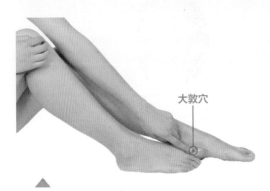

大敦穴

具体位置: 位于足大趾末节外侧,距趾甲角0.1寸(指寸)。

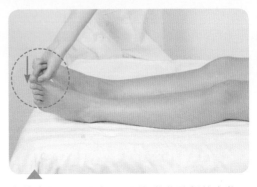

穴位应用: 1.按摩——用拇指指腹揉按穴位,有酸、胀、痛的感觉。每次左右各揉按3~5分钟,先左后右。
2. 小儿针灸——浅刺0.1寸;可艾灸。

疾病拓展: 疏肝解郁。现代年轻人常用郁闷、纠结来形容心情压抑、忧郁和各种不良的精神状态。抑郁多因七情所伤,导致肝气郁结。肝是人体的将军之官,它调节血液,指挥新陈代谢,承担着解毒和废物排泄的任务,同时保证人体血气通畅。其穴位疗法如下:

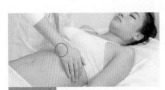

①揉期门 用手掌鱼际推揉乳头直下,第六肋间隙,前正中线旁开4寸处。100~150次。

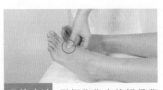

②掐太冲 用拇指指尖掐揉足背侧,第一跖骨间隙的后方凹陷处。50~100次。

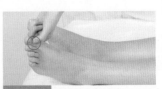

③按大敦 用拇指指尖掐按足大趾末节外侧,距趾甲角0.1寸(指寸)处。50~100次。

行间穴 | 清肝解热

疾病主治: 头痛、目眩、目翳、目赤肿痛、迎风流泪、疝气、阴中痛、月经不调、崩漏带下、急慢惊风等。

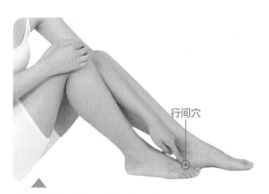

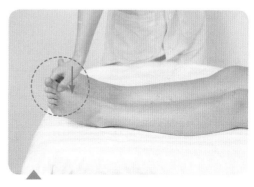

具体位置: 位于足背侧,第一、二趾间,趾蹼缘的后方赤白肉际处。

穴位应用: 1.按摩——用拇指指尖掐按行间穴3~5次,每天坚持。

2. 小儿针灸——直刺0.5～0.8寸;可艾灸。

疾病拓展: 痛经。本病又称"月经痛",是指妇女在月经前后或经期,出现下腹部或腰骶部剧烈疼痛,严重时伴有恶心、呕吐、腹泻,甚则昏厥。其发病原因常与精神因素、内分泌及生殖器局部病变有关。其穴位疗法如下:

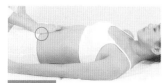

①揉气海 用手掌顺时针方向在下腹部前正中线上,当脐中下1.5寸处轻揉。3～5分钟。

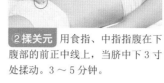

②揉关元 用食指、中指指腹在下腹部的前正中线上,当脐中下3寸处揉动。3～5分钟。

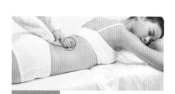

③揉肾俞 用双手手掌按压腰部的第二腰椎棘突下,旁开1.5寸处。3～5分钟。

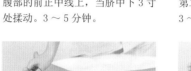

④按八髎 用双手手掌在骶椎的第一、二、三、四骶后孔处按压。1～3分钟。

⑤推行间 用拇指指腹在足背的第一、二趾间,趾蹼缘的后方赤白肉际处推动。1～2分钟。

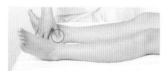

⑥揉水泉 用拇指指腹按揉足内侧,内踝后下方,当太溪穴直下1寸处。3～5分钟。

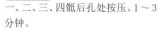

太冲穴 | 疏肝养血

疾病主治: 头痛、眩晕、高血压、小儿惊风。

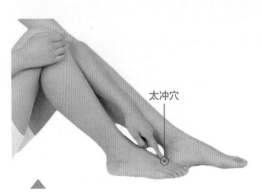

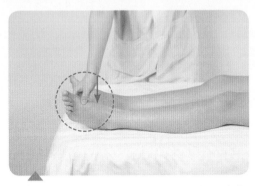

具体位置: 位于足背侧,第一跖骨间隙的后方凹陷处。

穴位应用: 1. 按摩——以拇指指尖垂直揉掐,3~5分钟。

2. 小儿针灸——直刺0.5~0.8寸;可艾灸。

中封穴 | 清肝胆、调下焦

疾病主治: 小便不利、阴茎痛、疝气、胁肋痛、黄疸、腰痛、内踝肿痛。

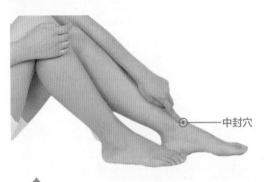

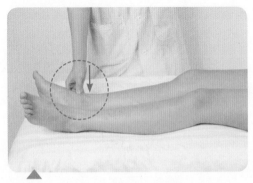

具体位置: 位于商丘与解溪连线之间,胫骨前肌肌腱的内侧凹陷处。

穴位应用: 按摩——用拇指指腹揉按穴位,每次左右各揉按3~5分钟,先左后右。

蠡沟穴 | 疏肝理气

疾病主治: 小便不利、月经不调、足胫挛痛。

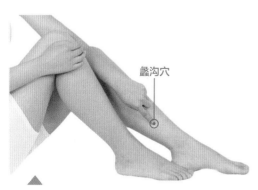

蠡沟穴

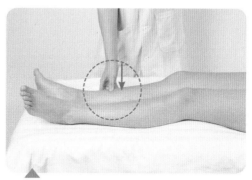

具体位置: 位于小腿内侧,足内踝尖上5寸,胫骨内侧面的中央。

穴位应用: 1. 按摩——用拇指指尖用力掐按蠡沟穴3~5次。

2. 小儿针灸——平刺 0.5 ~ 0.8 寸;可艾灸。

中都穴 | 调经止痛

疾病主治: 腹痛、疝气、崩漏、恶露不尽。

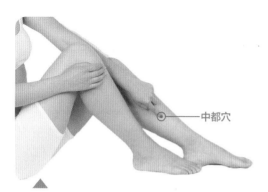

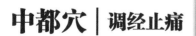

中都穴

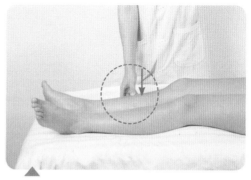

具体位置: 位于小腿内侧,当足内踝尖上7寸,胫骨内侧面中央。

穴位应用: 1. 按摩——用拇指指腹按揉中都穴100~200次。

2. 小儿针灸——平刺0.5~0.8寸。

膝关穴 | 祛湿消炎

疾病主治: 下肢疼痛、腰腿不便、浑身风疹、透脑疽等。

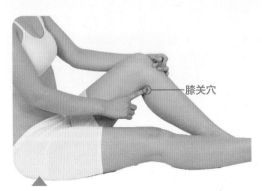

膝关穴

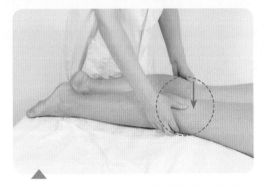

具体位置: 位于小腿内侧,胫骨内上髁的后下方,阴陵泉后1寸,腓肠肌内侧头的上部。

穴位应用: 1. 按摩——用拇指指腹按揉膝关穴100~200次。
2. 小儿针灸——直刺0.8~1.5寸;可艾灸。

疾病拓展: 膝关节炎。本病是最常见的关节炎,是软骨退行性病变和关节边缘骨赘的慢性进行性退化性疾病。以软骨磨损为其主要发病因素,好发于体重偏重者和中老年人。在发病的前期,没有明显的症状。本病多发于中老年人,要引起重视,其穴位疗法如下:

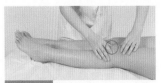

①捏犊鼻 用拇指、食指、中指相对呈钳形,捏揉髌骨与髌韧带外侧凹陷处。5分钟左右。

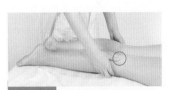

②揉委中 用拇指指腹揉按股二头肌肌腱与半腱肌肌腱的中间处。150次左右。

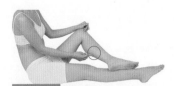

③压承山 用两手拇指指腹按压足跟上提时腓肠肌肌腹下出现的尖角凹陷处。150次左右。

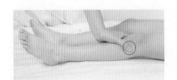

④揉阳陵泉 用拇指指腹按揉腓骨头前下方凹陷处。3~5分钟。

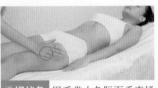

⑤揉伏兔 用手掌小鱼际面垂直揉按髌骨外上缘上6寸。1~3分钟。

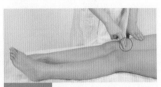

⑥按血海 用食指、中指指腹按揉大腿内侧,髌底内侧端上2寸处。3~5分钟。

曲泉穴 | 生殖保健

疾病主治: 小便不利、遗尿、癃闭、疝气、腹痛、阴痛、遗精白浊、阳痿、早泄、月经不调、阴挺、经闭等。

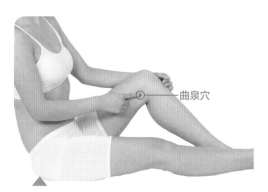

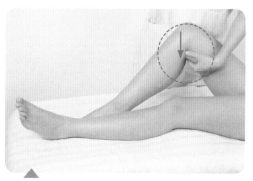

具体位置: 位于膝内侧横纹的内侧端,股骨内侧髁的后缘,半腱肌、半膜肌止端的前缘凹陷处。

穴位应用: 1. 按摩——四指并拢,由拇指指腹揉按,3～5分钟,先左后右。

2. 小儿针灸——直刺0.8～1寸。

阴包穴 | 舒经止痛

疾病主治: 小便不利、少腹疼痛、遗尿、癃闭、月经不调、两股生疮等。

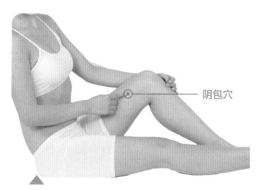

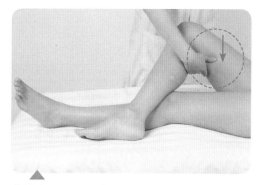

具体位置: 位于大腿内侧,股骨内上髁上4寸,股内肌与缝匠肌之间。

穴位应用: 1. 按摩——用拇指指腹按揉阴包穴100～200次。

2. 小儿针灸——直刺0.8～1寸;可艾灸。

足五里穴 | 清利湿热

疾病主治： 少腹胀满、小便不利、睾丸肿痛、阴囊湿痒、肠风下血、四肢倦怠、嗜睡、股内侧疼痛等。

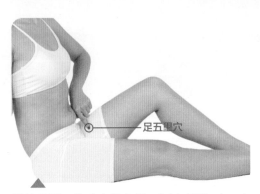

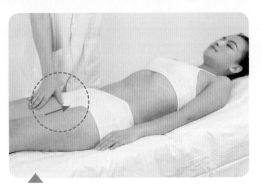

具体位置： 位于大腿内侧，气冲直下3寸，大腿根部，耻骨结节的下方，长收肌的外缘。

穴位应用： 1. 按摩——四指并拢，拇指由下往上揉按，3～5分钟，先左后右。
2. 小儿针灸——直刺0.5～0.8寸；可艾灸。

阴廉穴 | 调经止带

疾病主治： 月经不调、赤白带下、不孕、疝痛、阴门瘙痒、气攻两胁、腿股疼痛等。

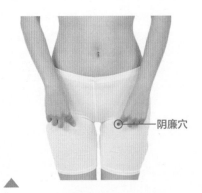

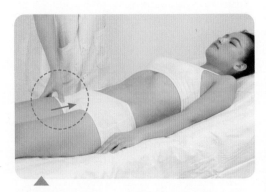

具体位置： 位于大腿内侧，气冲直下2寸，大腿根部，耻骨结节的下方，长收肌的外缘。

穴位应用： 按摩——四指并拢，拇指由下往上揉按，每次左右各按揉3～5分钟，先左后右，或两侧同时揉按。

急脉穴 | 疏肝理气

疾病主治： 下肢冷痛麻木、睾丸肿痛、疝气、小腹痛、股内侧痛。

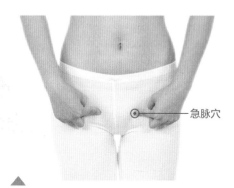

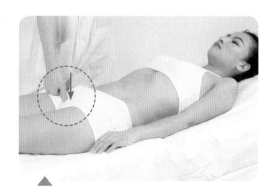

具体位置： 位于腹股沟股动脉搏动处，前正中线旁开2.5寸。

穴位应用： 1. 按摩——用拇指一按一松急脉穴，操作3分钟，每天坚持。
2. 小儿针灸——直刺0.5～1寸；可艾灸。

章门穴 | 理气散结

疾病主治： 胸胁痛、胸闷。

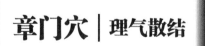

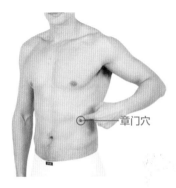

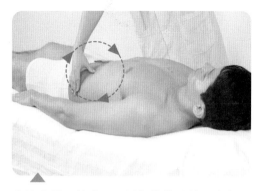

具体位置： 位于侧腹部，第十一肋游离端的下方。

穴位应用： 按摩——用拇指指腹按压穴位，每次左右各（或双侧同时）揉按1～3分钟。

期门穴 | 理气健脾

疾病主治：胸胁痛。

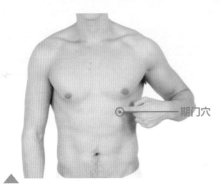

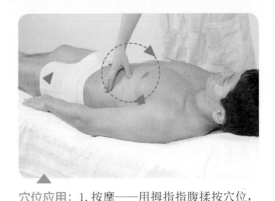

具体位置：位于胸部，乳头直下，第六肋间隙，前正中线旁开4寸。

穴位应用：1. 按摩——用拇指指腹揉按穴位，有胀痛的感觉。每次左右各（或双侧同时）揉按3～5分钟。

2. 小儿针灸——斜刺或者平刺0.5～0.8寸；可艾灸。

疾病拓展：胆结石。本病是指发生在胆囊内的结石所引起的疾病，是一种常见病，随年龄增长，发病率也逐渐升高，且女性明显多于男性。随着生活水平的提高，饮食习惯的改变，卫生条件的改善，我国的胆石症已由以胆管的胆色素结石为主逐渐转变为以胆囊胆固醇结石为主。其穴位疗法如下：

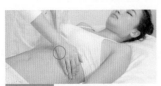

①摩期门 用手掌顺时针摩揉乳头直下，第六肋间隙，前正中线旁开4寸处。100～200次。

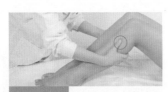

②揉阳陵泉 用拇指指腹揉按小腿外侧，当腓骨头前下方凹陷处。3～5分钟。

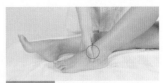

③按丘墟 用拇指指腹点按足外踝的前下方，当趾长伸肌肌腱的外侧凹陷处。3～5分钟。

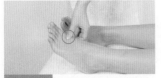

④掐太冲 用拇指指尖掐揉足背侧，当第一跖骨间隙的后方凹陷处。3～5分钟。

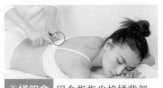

⑤揉胆俞 用食指指尖揉揉背部，当第十棘突下，旁开1.5寸处。100～200次。

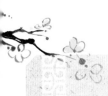

足少阴肾经及其常用腧穴

基本概念:

足少阴肾经循行部位起于足小趾下面的涌泉穴,沿内踝后缘,分出进入足跟,向上沿小腿内侧后缘,至腘内侧,上股内侧后缘入脊内,穿过脊柱,属肾,络膀胱。本经脉直行于腹腔内,从肾上行,穿过肝和膈肌,进入肺,沿喉咙到舌根两旁。本经脉一分支从肺中分出,络心,注于胸中,交于手厥阴心包经。本经脉主管骨骼、生殖系统,肾被誉为"人体的先天之本",在中医看来,肾是人长寿的不老之泉。

功能主治:

本经脉主治妇科、前阴、肾、肺、咽喉等病症,还包括其循行路线上的其他部位疾病。常见病有月经不调、小便不利等。

保养建议:

足少阴肾经在酉时循行,即现在所说的17:00—19:00,此时肾经最旺。肾经是人体协调阴阳能量的经脉,也是维持体内水液平衡的主要经络,人体经过申时泻火排毒,在酉时进入储藏精华的阶段,因此,坚持每天空腹喝一杯水,有利于我们身体排出毒素,从而降低患上肾结石、肾炎等疾病的风险。

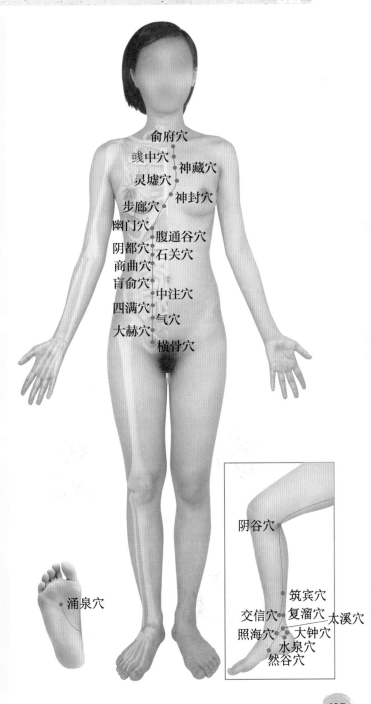

俞府穴
彧中穴
神藏穴
灵墟穴
神封穴
步廊穴
幽门穴
腹通谷穴
阴都穴
石关穴
商曲穴
肓俞穴
中注穴
四满穴
气穴
大赫穴
横骨穴

阴谷穴

筑宾穴
交信穴　复溜穴　太溪穴
照海穴　大钟穴
水泉穴
然谷穴

涌泉穴

涌泉穴 | 滋阴益肾

疾病主治: 中风、癫病、喉痹、鼻衄、胃痛、呕吐、疝气、水肿、癃闭、月经不调等。

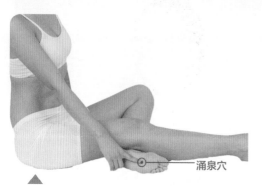

涌泉穴

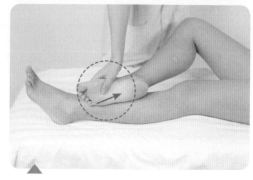

具体位置: 位于足底前部凹陷处,约在足底二、三趾趾缝纹头端与足跟连线的前1/3与后2/3交点上。

穴位应用: 1. 按摩——以拇指指腹由下往上推揉,每日早晚左右足心各推按1~3分钟。

2. 小儿针灸——直刺0.5~0.8寸;可艾灸。

疾病拓展: 安心养神。本病表现为心烦意乱,睡眠浅表,稍有动静就会惊醒是焦虑性失眠症的常见症状,也是亚健康的表现。焦虑、睡眠质量差以及精神恍惚等都与人的心态有着密切的联系,对工作和生活都会产生很严重的影响,睡眠质量不好的人,肾脏一般都存在问题,其穴位疗法如下:

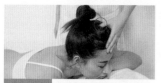

①揉百会 用拇指指腹揉按当前发际正中直上5寸,或两耳尖连线的中点处。1~3分钟。

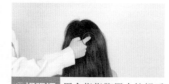

②揉强间 用食指指腹用力按揉后发际正中直上4寸处。1~3分钟。

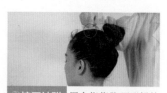

③按四神聪 用食指指腹环形揉按百会前后左右各1寸处,共4个穴。1~3分钟。

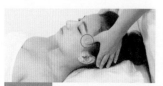

④揉太阳 用拇指指腹按揉眉梢与目外眦之间,向后约一横指的凹陷处。1~3分钟。

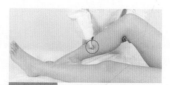

⑤掐筑宾 用拇指指尖掐按小腿内侧,太溪穴上5寸,腓肠肌肌腹的内下方。3~5分钟。

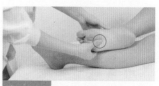

⑥按涌泉 用拇指指腹点按足底二、三趾趾缝纹头端与足跟连线的前1/3与后2/3交点处。

然谷穴 | 益气固肾

疾病主治： 白带、血崩、不孕、遗精白浊、小便淋漓、消渴、泄泻、头痛、喉痹、咳喘等。

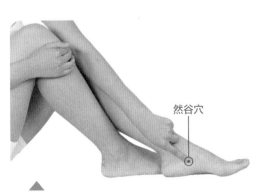

然谷穴

具体位置： 位于足内侧缘，足舟骨粗隆下方，赤白肉际处。

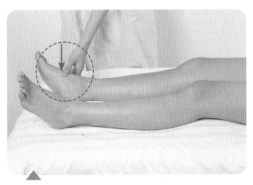

穴位应用： 1. 按摩——用拇指指腹按揉，100～200次，每次1～3分钟。

2. 小儿针灸——直刺0.5～0.8寸；可艾灸。

大钟穴 | 益肾平喘

疾病主治： 咳嗽、咯血、哮喘、痴呆、腰脊强痛、小便淋漓、足跟肿痛等。

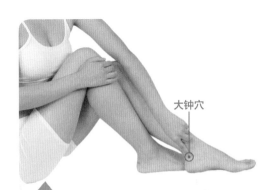

大钟穴

具体位置： 位于足内侧，内踝后下方，跟腱附着部的内侧前方凹陷处。

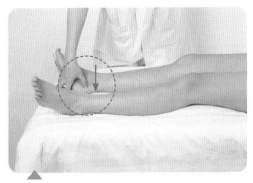

穴位应用： 1. 按摩——用拇指指腹用力按揉大钟穴，100～200次。

2. 小儿针灸——直刺0.3～0.5寸。

太溪穴 | 补气益肾

疾病主治：遗精、阳痿、月经不调、经闭、咳喘、头痛、牙痛、咽喉肿痛。

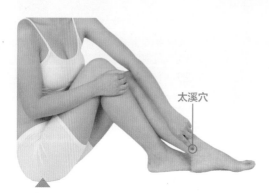

太溪穴

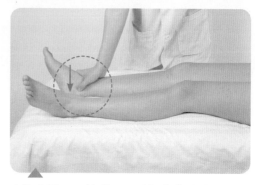

具体位置：位于足内侧，内踝后方，内踝尖与跟腱之间的凹陷处。

穴位应用：1. 按摩——以拇指指腹由上往下刮按该穴，1～3分钟。

2. 小儿针灸——直刺0.5～0.8寸；可艾灸。

疾病拓展：遗精。本病是指男子无性交行为而精液自行外泄的一种男性疾病。睡眠时精液外泄者为梦遗，清醒时精液外泄者为滑精。无论是梦遗还是滑精都统称为遗精。男性在青春期遗精属于正常生理现象，不属于疾病。无性生活的成年男性遗精一周不超过一次也属正常的生理现象，如果一周数次或一日数次，并伴有精神萎靡、腰酸腿软、心慌气喘，则属于病理性遗精。其穴位疗法如下：

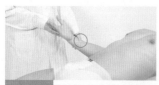

①**按内关** 用拇指指腹按压腕横纹上2寸，掌长肌肌腱与桡侧腕屈肌肌腱之间。2～3分钟。

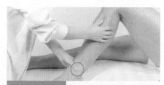

②**揉足三里** 用拇指指腹微力压揉犊鼻穴下3寸，距胫骨前缘一横指（中指）处。3～5分钟。

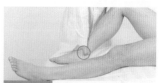

③**按太溪** 用拇指指腹按压内踝尖与跟腱之间的凹陷处。100～300次。

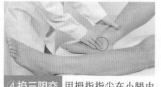

④**掐三阴交** 用拇指指尖在小腿内侧的内踝尖上3寸，胫骨内侧缘后方处掐揉。100～200次。

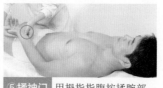

⑤**揉神门** 用拇指指腹按揉腕部，腕掌侧横纹尺侧端。1～3分钟。

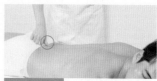

⑥**压腰阳关** 用拇指指腹按压腰部第四腰椎棘突下凹陷处。3～5分钟。

水泉穴 | 清热通络

疾病主治: 月经不调、痛经、小便不利、双目昏花。

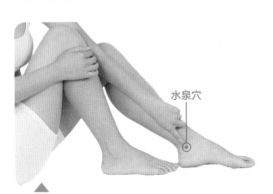

水泉穴

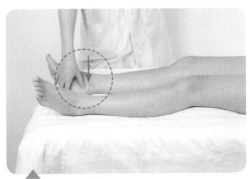

具体位置: 位于足内侧,内踝后下方,太溪穴直下1寸(指寸),跟骨结节的内侧凹陷处。

穴位应用: 1. 按摩——用拇指按揉水泉穴,100~200次。

2. 小儿针灸——直刺0.3~0.5寸;可艾灸。

照海穴 | 调经止痛

疾病主治: 月经不调。

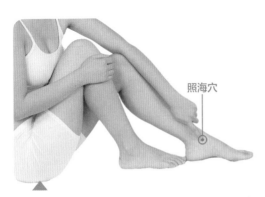

照海穴

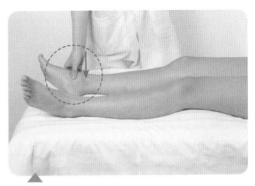

具体位置: 位于足内侧,内踝尖下方凹陷处。

穴位应用: 1. 按摩——用拇指指腹用力按揉照海穴,100~200次。

2. 小儿针灸——直刺0.5~0.8寸;可艾灸。

复溜穴 | 利水通淋

疾病主治： 腰痛、水肿、小便不利、腹部胀满、肠鸣泄泻、大便脓血、盗汗等。

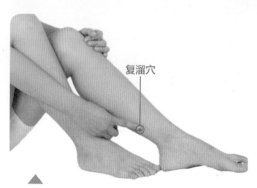

具体位置： 位于小腿内侧，太溪穴直上2寸，跟腱的前方。

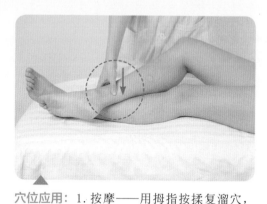

穴位应用： 1. 按摩——用拇指按揉复溜穴，100～200次。

2. 小儿针灸——直刺0.8～1寸；可艾灸。

交信穴 | 益肾调经

疾病主治： 月经不调、便秘、睾丸肿痛。

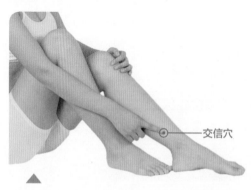

具体位置： 位于小腿内侧，太溪穴直上2寸，复溜穴前0.5寸，胫骨内侧缘的后方。

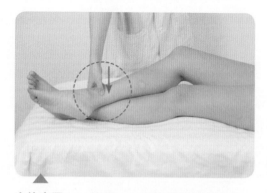

穴位应用： 1. 按摩——用拇指按揉交信穴，100～200次，每天1～3分钟。

2. 小儿针灸——直刺0.5～1寸。

筑宾穴 | 理气止痛

疾病主治： 癫狂、疝痛、足胫痛。

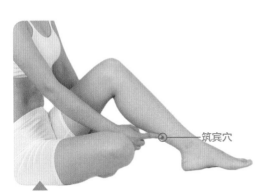

筑宾穴

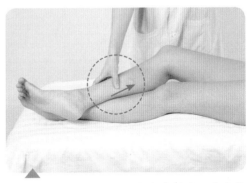

具体位置： 位于小腿内侧，太溪穴与阴谷穴的连线上，太溪穴上5寸，腓肠肌肌腹内下方。

穴位应用： 1. 按摩——用拇指指腹由下往上推按该穴，每日早晚各一次，左右各推按1～3分钟。

2. 小儿针灸——直刺0.5～0.8寸。

阴谷穴 | 补气益肾

疾病主治： 小便不利、疝气偏坠、遗精、阳痿、阴囊湿疹、崩漏、带下、经闭、膝痛不可屈伸等。

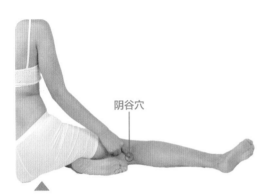

阴谷穴

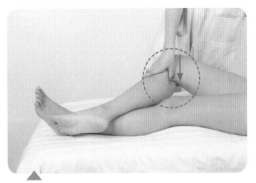

具体位置： 位于腘窝内侧，屈膝时，半腱肌肌腱与半膜肌肌腱之间。

穴位应用： 1. 按摩——用拇指按揉阴谷穴，100～200次。

2. 小儿针灸——直刺0.8～1.2寸。

横骨穴 | 益肾壮阳

疾病主治: 疝气偏坠、遗尿、癃闭、经闭、腹痛、脱肛、腰痛。

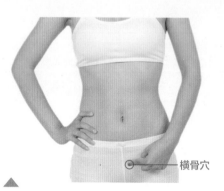

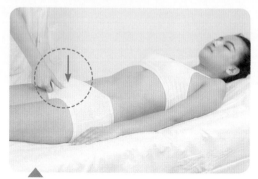

具体位置: 位于下腹部,脐中下5寸,前正中线旁开0.5寸。

穴位应用: 1. 按摩——用拇指指腹轻轻揉按横骨穴,每日早晚各一次,每次按1~3分钟。

2. 小儿针灸——直刺0.8~1.2寸。

大赫穴 | 调经助阳

疾病主治: 小腹急痛、虚劳失精、阴上缩、茎中痛、女子赤白带下等。

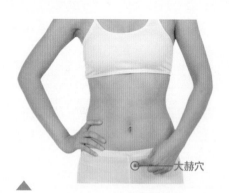

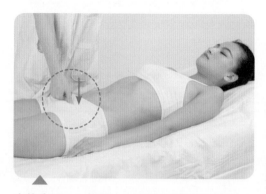

具体位置: 位于下腹部,脐中下4寸,前正中线旁开0.5寸。

穴位应用: 1. 按摩——用拇指指腹轻压揉按大赫穴,3~5分钟。

2. 小儿针灸——直刺0.8~1.2寸。

气穴 | 益肾暖胞

疾病主治： 子宫虚寒、月经不调、经闭、经痛、崩漏、带下、不孕、小便不利、胁痛、腰脊痛等。

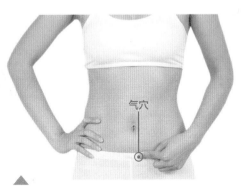

具体位置： 位于下腹部，脐中下3寸，前正中线旁开0.5寸。

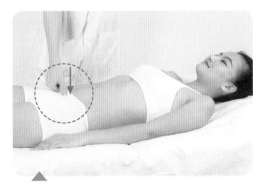

穴位应用： 1. 按摩——用拇指指腹轻压揉按气穴，1～3分钟。

2. 小儿针灸——直刺或者斜刺0.8～1.2寸；可艾灸。

四满穴 | 理气调经

疾病主治： 月经不调、痛经、经闭、崩漏、带下、不孕、遗精白浊、小便失禁等。

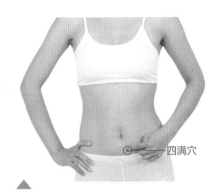

具体位置： 位于下腹部，脐中下2寸，前正中线旁开0.5寸。

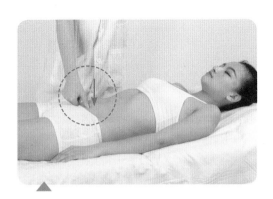

穴位应用： 1. 按摩——用拇指指腹按揉四满穴，100～200次，1天1次。

2. 小儿针灸——直刺0.8～1.2寸。

中注穴 | 通经活络

疾病主治： 月经不调、小便淋漓、腹泻不止、大便燥结、腰脊疼痛等。

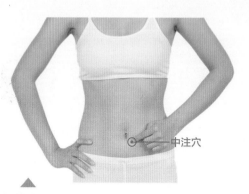

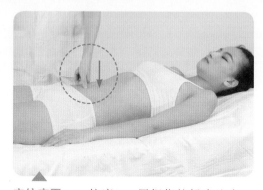

具体位置： 位于下腹部，脐中下1寸，前正中线旁开0.5寸。

穴位应用： 1. 按摩——用拇指按揉中注穴，100～200次，每天坚持。
2. 小儿针灸——直刺 0.8 ～ 1.2 寸；可艾灸。

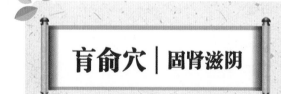

肓俞穴 | 固肾滋阴

疾病主治： 腹部胀满、肠鸣、黄疸、泄泻、大便干燥、疝气、五淋等。

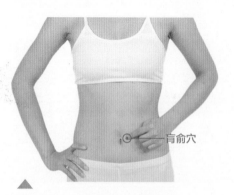

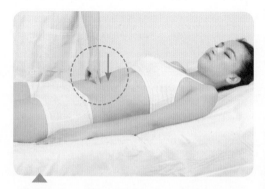

具体位置： 位于腹中部，脐中旁开0.5寸。

穴位应用： 按摩——深吸气，让腹部下陷，用拇指指尖稍出力揉按，左右各（或双侧同时）揉按1～3分钟。

商曲穴 | 消积止痛

疾病主治： 腹中积聚、腹痛、泄泻、便秘等。

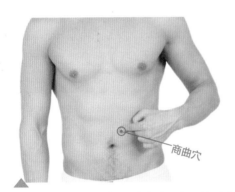

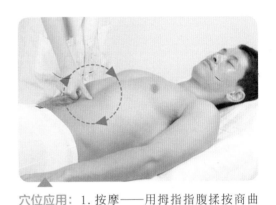

具体位置： 位于上腹部，脐中上2寸，前正中线旁开0.5寸。

穴位应用： 1. 按摩——用拇指指腹揉按商曲穴，1～3分钟。

2. 小儿针灸——直刺0.5～0.8寸；可艾灸。

石关穴 | 消食理气

疾病主治： 饮食不化、反胃吐食、呃逆、多唾、腹痛、便秘、脊强、不孕等。

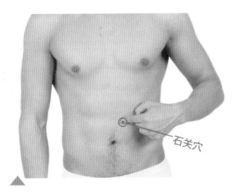

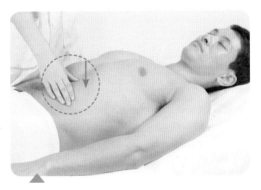

具体位置： 位于上腹部，脐中上3寸，前正中线旁开0.5寸。

穴位应用： 1. 按摩——用拇指指腹按揉石关穴100～200次，每天坚持。

2. 小儿针灸——直刺0.5～0.8寸

阴都穴 | 宽胃降逆

疾病主治： 胸满气逆、胁肋胀痛、呕吐、胃痛、腹胀、肠鸣、便秘、不孕、盗汗等。

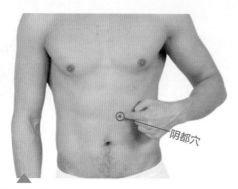

阴都穴

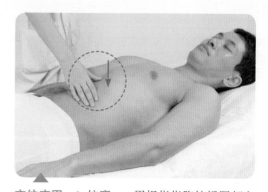

具体位置： 位于上腹部，脐中上4寸，前正中线旁开0.5寸。

穴位应用： 1. 按摩——用拇指指腹按揉阴都穴100～200次。

2. 小儿针灸——直刺0.5～0.8寸；可艾灸。

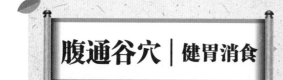

腹通谷穴 | 健胃消食

疾病主治： 恶心呕吐、腹痛腹胀、饮食不消、胸胁支满、心悸惊恐、咽喉不利。

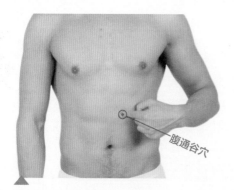

腹通谷穴

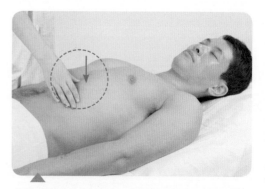

具体位置： 位于上腹部，脐中上5寸，前正中线旁开0.5寸。

穴位应用： 1. 按摩——用拇指指腹按揉腹通谷穴100～200次。

2. 小儿针灸——直刺或者斜刺0.5～0.8寸；可艾灸。

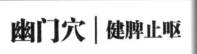

幽门穴 | 健脾止呕

疾病主治: 呕吐、饮食不化、积聚疼痛、腹胀、肠鸣、下痢、胸中痛引腰背、咳嗽。

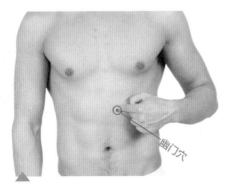

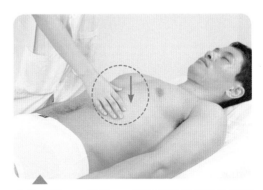

具体位置: 位于上腹部,脐中上6寸,前正中线旁开0.5寸。

穴位应用: 1. 按摩——用拇指指腹按揉幽门穴100～200次。

2. 小儿针灸——直刺或者斜刺0.5～0.8寸;切记不可深刺。

步廊穴 | 止咳平喘

疾病主治: 胸胁支满、呃逆、呕吐、喘息气短、食欲不振、鼻塞不通等。

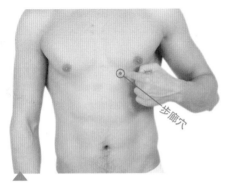

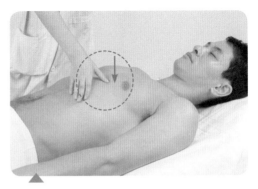

具体位置: 位于胸部,第五肋间隙,前正中线旁开2寸。

穴位应用: 1. 按摩——用拇指指腹按揉步廊穴100～200次,每天坚持。

2. 小儿针灸——平刺0.5～0.8寸。

神封穴 | 消炎止咳

疾病主治: 胸胁支满、咳嗽气短、肺痈、乳痈、呕吐、不思饮食、卧寐不安等。

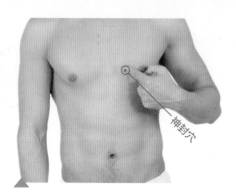

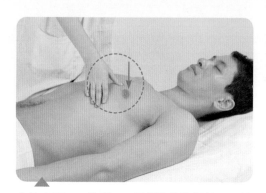

具体位置: 位于胸部,第四肋间隙,前正中线旁开2寸。

穴位应用: 1.按摩——用拇指指腹揉按,一按一放,持续1~3分钟。

2.小儿针灸——斜刺或者平刺0.5~0.8寸;可艾灸。

灵墟穴 | 益气平喘

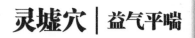

疾病主治: 胸胁支满、呃逆、喘息、呕吐、噎膈等。

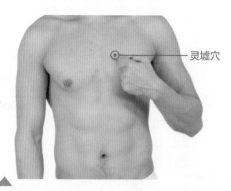

灵墟穴

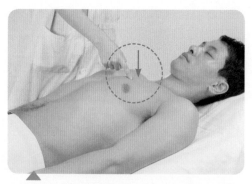

具体位置: 位于胸部,第三肋间隙,前正中线旁开2寸。

穴位应用: 1.按摩——用食指指腹按揉灵墟穴100~200次。

2.小儿针灸——斜刺或者平刺0.5~0.8寸;可艾灸。

神藏穴 | 平喘降逆

疾病主治：咳嗽、气喘、胸痛、心烦、胸闷、呃逆呕吐、胸满不得饮食等。

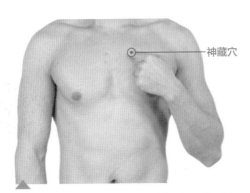

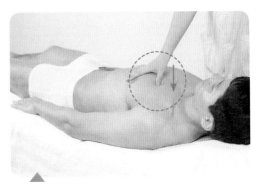

具体位置：位于胸部，第二肋间隙，前正中线旁开2寸。

穴位应用：1.按摩——用拇指指腹按揉神藏穴100～200次。

2. 小儿针灸——斜刺或者平刺0.5～0.8寸；可艾灸。

或中穴 | 宽胸化痰

疾病主治：咳嗽、气喘、痰涎壅盛、盗汗、胸胁支满、乳痈。

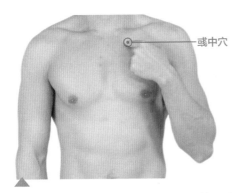

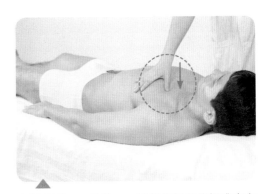

具体位置：位于胸部，第一肋间隙，前正中线旁开2寸。

穴位应用：1.按摩——用拇指指腹按揉或中穴100～200次，每天坚持。

2. 小儿针灸——斜刺或者平刺0.5～0.8寸；可艾灸。

俞府穴 | 和胃降逆

疾病主治：咳嗽、气喘、痰多、骨蒸潮热、呃逆、呕吐、胸满不得饮食等。

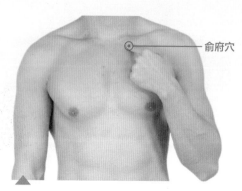

俞府穴

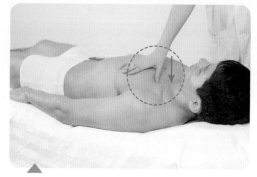

具体位置：位于胸部，锁骨下缘，前正中线旁开2寸。

穴位应用： 1. 按摩——用拇指指尖垂直揉按胸前两侧、锁骨下穴位。每天早晚左右各（或双侧同时）揉按3～5分钟。

2. 小儿针灸——斜刺或者平刺0.5～0.8寸；可艾灸。

穴位详解："俞"是中国古代"输""腧"二字的简写，意思是聚合。"府"是相会的意思。俞府穴是人体足肾经和手心包经的交会处，是肾气传输聚合之处。古人们很早就发现了俞府穴的妙处。据中国古代医书《铜人常用腧穴针灸图经》记载，此穴位："主治咳逆上喘、呕吐、胸满不得饮食，有特效。"如果有患者久咳不止，而且咳得非常厉害，就连吃东西也无法正常下咽，甚至吃了就想吐，感到胸满气喘时，按压此穴会获得很好的治疗效果。

俞，通"输"；府，体内的脏腑。"俞府"的意思是指肾经气血由此处穴位回归体内。这个穴位是肾经体内经脉和体表经脉在人体上部的交会点，或者是由中穴传来的湿热水汽在本穴散热冷凝、归降地部后，由本穴的地部孔隙注入肾经的体内经脉，气血的流注方向是体内脏腑，所以名"俞府"，也称腧中穴。

这里需要注意的是，肾经气血物质运行变化是体内气血由外出体表；自外出体表后，经水汽化上行；自大钟穴后，寒湿水汽吸热上行；自大赫穴开始，受冲脉外传之热而水湿之气散热上行；自幽门穴开始，受胸部外传之热而上行；在灵虚穴，肾经气血达到了温度的最高点；从灵虚穴到俞府穴的经脉气血是降温吸湿而下行。

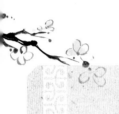

足阳明胃经及其常用腧穴

基本概念:

足阳明胃经起于眼眶下的承泣穴,在口唇部环绕后,分为两支——其一,上行,循颊车到耳前,再循发际到额部;其二,从膝下3寸处和足背分出,到足中趾外侧端。其主干线,从头走向足,至颈下行于胸部,之后行于任脉旁4寸,走腹部行于脐旁2寸,经下肢外侧前沿,止于足次趾的外侧甲角旁的厉兑穴,在此跟足太阴脾经交会。本经脉属胃络脾,与胃的关系最为密切,主管消化系统疾病,同时也与脾的健康状况有关,维系着人体的后天之本。

功能主治:

主治胃肠病、神志病、五官的疾病,以及其循行路线上的其他病症。常见病有水肿、胃痛、呕吐、口渴、咽喉肿痛、胸部及膝髌的疼痛和发热等症状。

保养建议:

足阳明胃经在辰时循行,即我们现在说的早上7:00—9:00,此时胃经最旺,按时吃早餐,才能为肠胃补充能量。在这个时段吃早餐最容易消化,吸收也好。早餐应食用温和养胃的食品,减少食用过于燥热的食物。

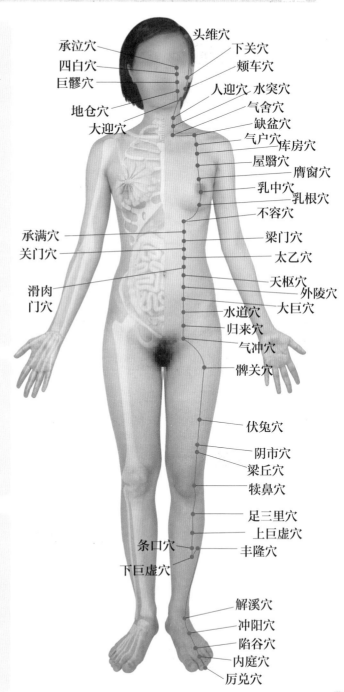

承泣穴　头维穴　下关穴　颊车穴　四白穴　巨髎穴　人迎穴　水突穴　地仓穴　气舍穴　大迎穴　缺盆穴　气户穴　库房穴　屋翳穴　膺窗穴　乳中穴　乳根穴　不容穴　承满穴　梁门穴　关门穴　太乙穴　天枢穴　外陵穴　滑肉门穴　水道穴　大巨穴　归来穴　气冲穴　髀关穴　伏兔穴　阴市穴　梁丘穴　犊鼻穴　足三里穴　上巨虚穴　条口穴　丰隆穴　下巨虚穴　解溪穴　冲阳穴　陷谷穴　内庭穴　厉兑穴

承泣穴 | 清热明目

疾病主治： 目赤肿痛、迎风流泪、夜盲、眼睑跳动、口眼㖞斜、耳鸣、耳聋等。

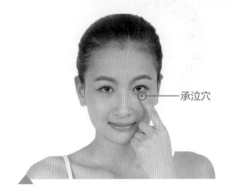

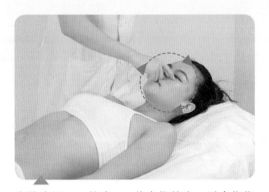

——承泣穴

具体位置： 位于面部，瞳孔直下，眼球与眶下缘之间。

穴位应用： 1. 按摩——将食指伸直，以食指指腹揉按承泣穴，1～3分钟。

2. 小儿针灸——缓慢直刺0.5～1.5寸；不可艾灸。

巨髎穴 | 祛风通窍

疾病主治： 眼睑跳动、目翳、鼻衄、齿痛、唇颊肿、颌肿等。

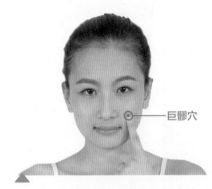

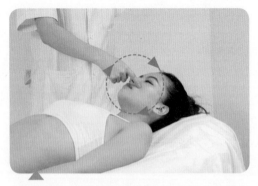

——巨髎穴

具体位置： 位于面部，瞳孔直下，平鼻翼下缘处，鼻唇沟外侧。

穴位应用： 1. 按摩——用食指指腹轻轻按揉巨髎穴100～200次。

2. 小儿针灸——斜刺或者平刺0.3～0.5寸。

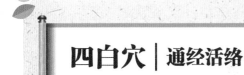

四白穴 | 通经活络

疾病主治： 口眼㖞斜、目赤痛痒。

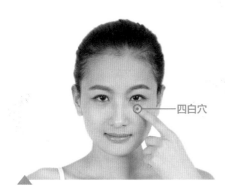

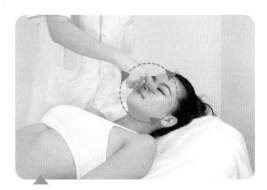

具体位置： 位于面部，瞳孔直下，眶下孔凹陷处。

穴位应用： 1. 按摩——将食指伸直，以食指指腹揉按，每次1～3分钟。

2. 小儿针灸——直刺0.3～0.5寸。

疾病拓展： 小儿近视。本病属于屈光不正的一种，和成人近视的特点有所不同，小儿近视发病多在学龄时期，有调节异常、易受多因素干扰的特点。临床上，近视有假性近视和真性近视之分，假性近视只要稍加休息便可恢复，真性近视是病症，是眼轴发育过长，超过了屈光间质所能调节的范围而形成的。根据近视的病因，我们可以分为肝肾虚型近视、心阳虚型近视两种，其具体穴位疗法如下：

（1）肝肾虚型（眯眼看物）

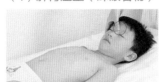

①开天门 用拇指指腹自下而上揉两眉中间，至前发际一条线。30～50次。

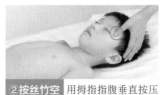

②按丝竹空 用拇指指腹垂直按压在眉梢凹陷处，常规2分钟左右。

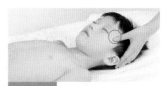

③揉太阳 用拇指指腹按压眉梢与目外眦之间，向后约一横指的凹陷处。200～300次。

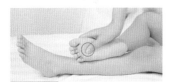

④揉涌泉 用拇指指腹按揉足底二、三趾趾缝纹头端与足跟连线的 前1/3与后2/3交点上。100～200次。

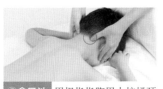

⑤拿风池 用拇指指腹用力按揉颈部的胸锁乳突肌与斜方肌上端之间的凹陷处。1～2分钟。

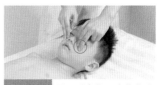

⑥揉四白 用双手食指、中指指腹按揉眶下孔凹陷处，顺、逆时针各2分钟。

（2）心阳虚型（目中无神）

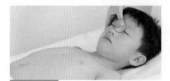

①**开天门** 用拇指自下而上推两眉中间，至前发际一条线。30～50次。

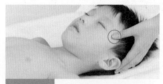

②**揉太阳** 用拇指指腹按压眉梢与目外眦之间，向后约一横指的凹陷处。200～300次。

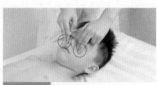

③**揉四白** 用食指、中指指腹稍按眶下孔凹陷处，顺、逆时针各2分钟。

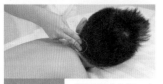

④**推天柱骨** 用拇指或食指、中指两指自上向下直推颈后发际正中至大椎穴一条线。100～500次。

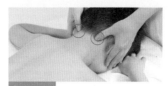

⑤**揉风池** 用拇指指腹用力按揉颈部的胸锁乳突肌与斜方肌上端之间的凹陷处。1～2分钟。

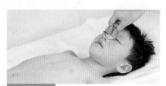

⑥**揉睛明** 用拇指、食指分别揉目内眦角稍上方凹陷处。30～50次。

地仓穴 | 舒经活络

疾病主治：流涎、口眼㖞斜。

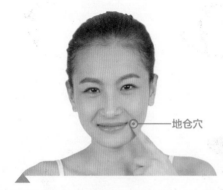

地仓穴

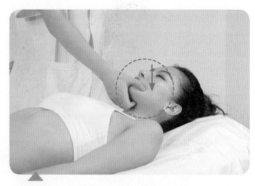

具体位置： 位于面部，口角外侧，上直对瞳孔。

穴位应用： 按摩——用拇指指甲垂直下压口角两旁穴位，稍用力掐揉，每次1～3分钟。

大迎穴 | 通关活络

疾病主治：口噤、牙痛。

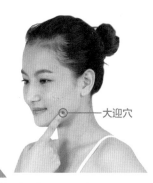

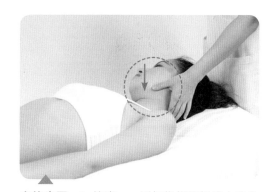

具体位置： 位于下颌角前下方约1.3寸处，咬肌附着部的前缘，颌角前下方出现的沟形凹陷中。

穴位应用： 1. 按摩——用拇指指腹揉按大迎穴3分钟。

2. 小儿针灸——斜刺或者平刺0.3～0.5寸，要避开大动脉。

水突穴 | 清热平喘

疾病主治：胸满咳喘、项强。

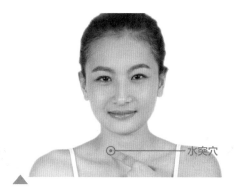

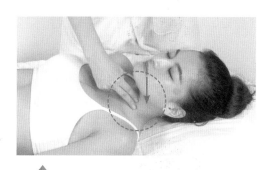

具体位置： 位于胸锁乳突肌前缘，人迎穴与气舍穴连线中点。

穴位应用： 1. 按摩——用食指、中指指腹揉按穴位，长期按摩，对支气管炎、咽喉炎等有良好的疗效。

2. 小儿针灸——直刺0.3～0.8寸。

头维穴 | 明目通络

疾病主治： 头痛。

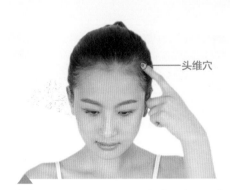

头维穴

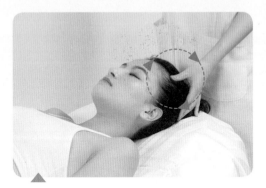

具体位置： 位于头侧部，额角发际上0.5寸，头正中线旁开4.5寸。

穴位应用： 1. 按摩——在瞬间吐尽空气的同时，用拇指指腹强压，每秒钟按压1次，如此重复10～20次。

2. 小儿针灸——平刺0.5～1寸；不可艾灸。

疾病拓展： 更年期综合征。本病是指女性从生育期向老年期过渡期间，因卵巢功能逐渐衰退，导致人体雌激素分泌量减少，从而引起自主神经功能失调、代谢障碍为主的一系列疾病。本病多发于45岁以上的女性，其主要临床表现有月经紊乱不规则，伴潮热、心悸、胸闷、烦躁不安、失眠、小便失禁等症状。其穴位疗法如下：

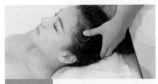

①按头维 用拇指指腹点按额角发际上0.5寸，头正中线旁开4.5寸处。1～2分钟。

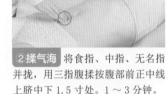

②揉气海 将食指、中指、无名指并拢，用三指腹揉按腹部前正中线上脐中下1.5寸处。1～3分钟。

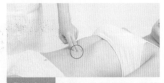

③揉中脘 食指、中指并拢，揉按腹部的前正中线上，当脐中上4寸处，顺、逆时针各2分钟。

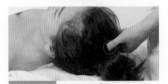

④按百会 用拇指指腹揉按两耳尖连线的中点处。50～100次。

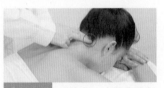

⑤按风池 用食指、中指指腹揉按耳后下方靠近发际的凹陷处。30～50次。

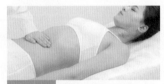

⑥摩神阙 用手掌摩腹中部，脐中央处。1～3分钟。

颊车穴 | 活络清热

疾病主治： 口眼㖞斜、牙痛、颊肿。

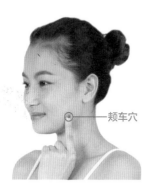

颊车穴

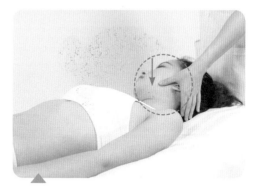

具体位置： 位于面颊部，下颌角前上方约一横指（中指），咀嚼时咬肌隆起，按之凹陷处。

穴位应用： 1. 按摩——用拇指指腹揉按两侧穴位，每次揉按1～3分钟。
2. 小儿针灸——直刺0.3～0.5寸。

疾病拓展： 中风后遗症。本病是以突然口眼㖞斜、言语含糊不清、肢体出现运动障碍、半身不遂、不省人事为特征的一类疾病。临床实践证明：中医经络穴位疗法对中风后遗症患者有很好的疗效，可有效改善口眼㖞斜、偏瘫等症状。由于本病情况非常复杂，牵涉的穴位较多，在这里，我们只列举头面部的穴位按摩疗法，如下：

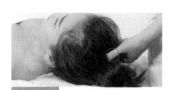

①按百会 用拇指指腹按两耳尖连线的中点处。150次左右。

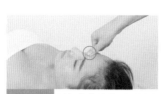

②按印堂 用拇指指腹按压两眉头中间点。50次左右。

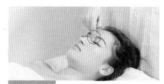

③按睛明 用食指指腹按目内眦角稍上方凹陷处，30～50次。

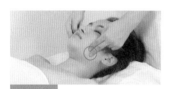

④按颊车 用食指、中指指腹按压下颌咬肌隆起处。1～3分钟。

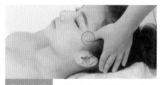

⑤按太阳 用拇指指腹按压眉梢与目外眦之间，向后约一横指的凹陷处，200～300次。

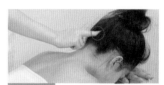

⑥按风府 用食指、中指指腹揉按项部，当后发际正中直上1寸处。1～3分钟。

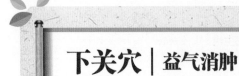

下关穴 | 益气消肿

疾病主治： 面瘫、牙痛。

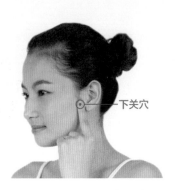

——下关穴

具体位置： 位于面部耳前方，颧弓与下颌切迹所形成的凹陷中。

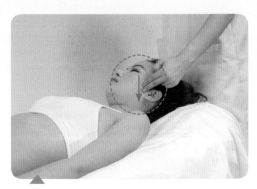

穴位应用： 1. 按摩——用食指、中指指腹按压穴位，每次1~3分钟。

2. 小儿针灸——直刺0.5~1寸。

气舍穴 | 止咳散结

疾病主治： 落枕、呃逆、瘿瘤、瘰疬。

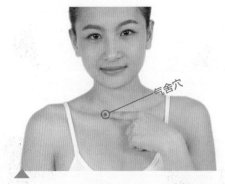

气舍穴

具体位置： 位于颈部，胸锁乳突肌胸骨头与锁骨头之间。

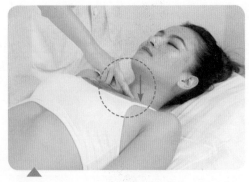

穴位应用： 1. 按摩——用中指指腹每天揉按气舍穴200次。

2. 小儿针灸——直刺0.3~0.5寸。

人迎穴 | 利咽平喘

疾病主治： 咽喉肿痛、喘息、气闷。

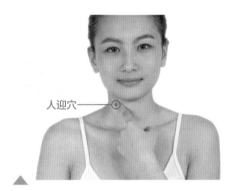

人迎穴——

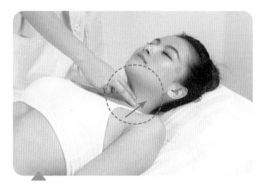

具体位置： 位于颈部，结喉旁，胸锁乳突肌的前缘，颈总动脉搏动处。

穴位应用： 1. 按摩——以食指、中指指腹轻轻上下按压，1～3分钟。

2. 小儿针灸——直刺0.3～0.8寸，切记避开颈动脉。

疾病拓展： 扁桃体发炎。扁桃体位于扁桃体隐窝内，是人体呼吸道的第一道免疫器官。它的免疫能力只能达到一定的效果，当吸入的病原微生物数量较多或吸入毒力较强的病原菌时，就会引起相应的症状，如出现局部红肿、疼痛、化脓，高热畏寒，伴有头痛、咽痛、发热等症状。若治疗不及时会转为慢性扁桃体炎，严重者可引起肾炎等并发症。其穴位疗法如下：

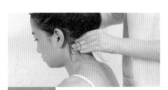

①捏风池 拇指与其余四指相对呈钳形拿捏胸锁乳突肌与斜方肌上端之间的凹陷处。1～2分钟。

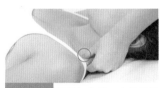

②捏肩井 拇指与食指、中指呈钳形捏按大椎与肩峰端连线的中点处。1～3分钟。

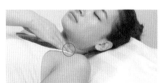

③揉人迎 拇指弯曲，其他四指并拢揉按胸锁乳突肌的前缘，颈总动脉搏动处。100～200次。

缺盆穴 | 清咽止咳

疾病主治: 胸满咳喘、项强。

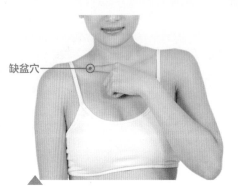

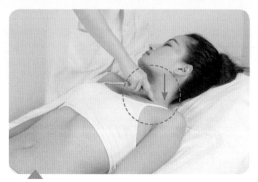

具体位置: 位于锁骨上窝中央,距前正中线4寸。

穴位应用: 1. 按摩——用中指指腹按揉缺盆穴2~3分钟,可缓解咽喉肿痛、咳嗽等症状。

2. 小儿针灸——直刺或者斜刺0.3~0.8寸。

气户穴 | 理气平喘

疾病主治: 胸膜炎、胸闷、哮喘、呃逆、咳嗽。

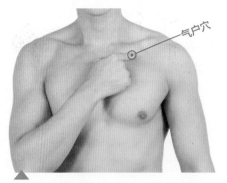

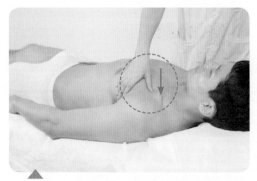

具体位置: 位于胸部,锁骨中点下缘,任脉旁开4寸。

穴位应用: 1. 按摩——用拇指指腹揉按气户穴2~3分钟。

2. 小儿针灸——平刺或者斜刺0.5~0.8寸。

库房穴 | 理气化痰

疾病主治： 气喘、呼吸不畅、咳痰、胸胁胀痛。

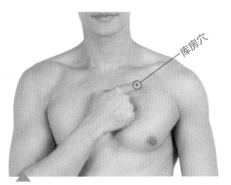

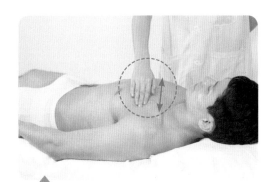

具体位置： 位于胸部，当第一肋间隙，距前正中线4寸。

穴位应用： 1. 按摩——每天来回推按库房穴1～3分钟，可改善气喘、呼吸不畅等。

2. 小儿针灸——平刺或者斜刺0.5～0.8寸。

屋翳穴 | 行气通乳

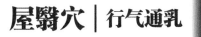

疾病主治： 气喘、咳痰、咯血、乳痈。

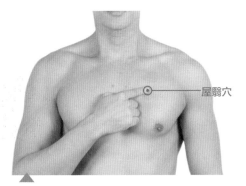

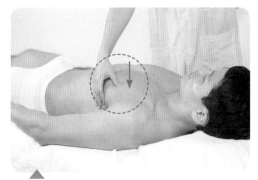

具体位置： 位于胸部，当第二肋间隙，距前正中线4寸。

穴位应用： 1. 按摩——用拇指指腹来回揉按屋翳穴1～3分钟。

2. 小儿针灸——平刺或者斜刺0.5～0.8寸。

膺窗穴 | 止咳消肿

疾病主治：咳嗽、胸胁胀痛、胸闷、急性乳腺炎。

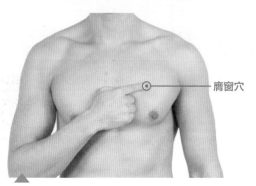

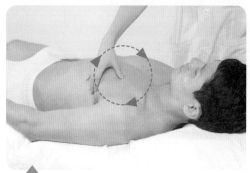

具体位置：位于胸部，当第三肋间隙，距前正中线4寸。

穴位应用：1. 按摩——用拇指指腹点按膺窗穴1～3分钟，可改善气喘、呼吸不畅等。

2. 小儿针灸——平刺或者斜刺0.5～0.8寸。

乳中穴 | 调气通乳

疾病主治：小儿暴痢、中暑、胎衣不下等。

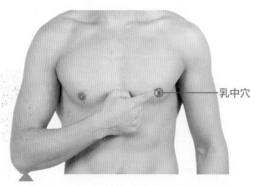

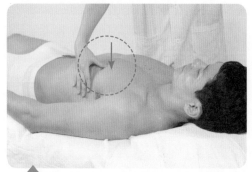

具体位置：位于胸部，当第四肋间隙，乳头中央，距前正中线4寸。

穴位应用：1. 按摩——用拇指和食指轻轻捏揉乳头或以食指指腹轻轻按压乳头，每次1～3分钟。

2. 小儿针灸——禁针灸。

乳根穴 | 通乳化瘀

疾病主治：胸闷、吐血、乳痛、乳少、乳房肿痛、呃逆、反胃等。

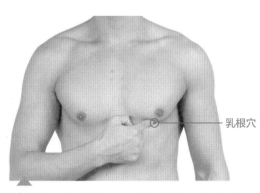

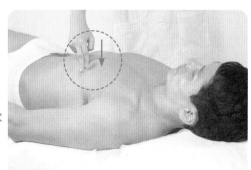

具体位置：位于胸部，乳头直下，乳房根部，第五肋间隙，距前正中线4寸。

穴位应用：1.按摩——以中指、食指指腹着力按压，每天早晚各3～5分钟。

2.小儿针灸——斜刺或者平刺0.5～0.8寸。禁灸。

不容穴 | 和胃止痛

疾病主治：腹胀、胃痛、咳喘、胸背痛、呕吐、吐血。

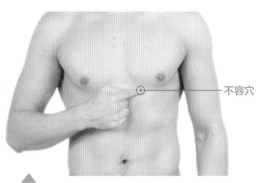

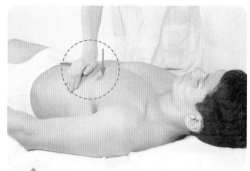

具体位置：位于上腹部，当脐中上6寸，距前正中线2寸。

穴位应用：1.按摩——每天用手掌大鱼际按揉不容穴2～3分钟。

2.小儿针灸——直刺0.5～0.8寸。

承满穴 | 健脾和胃

疾病主治： 胃痛、食欲不振、肠鸣、呕吐。

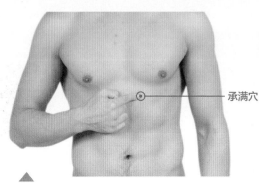

承满穴

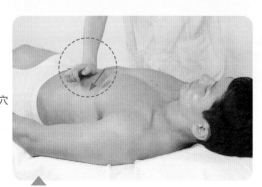

具体位置： 位于上腹部，当脐中上5寸，距前正中线2寸。

穴位应用： 1. 按摩——每天用手掌根部推按承满穴3分钟。

2. 小儿针灸——直刺 0.8～1 寸。

梁门穴 | 调胃消滞

疾病主治： 不思饮食、脘痛、肠鸣、呕吐。

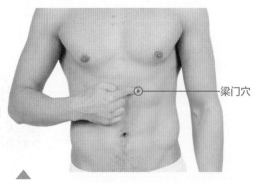

梁门穴

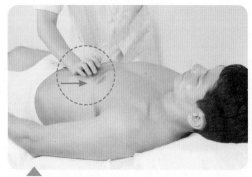

具体位置： 位于上腹部，当脐中上4寸，任脉旁开2寸。

穴位应用： 1. 按摩——每天用手掌根部从下往上推按梁门穴3分钟。

2. 小儿针灸——直刺 0.8～1.2 寸。

关门穴 | 理肠消肿

疾病主治：胃痛、胃下垂、便秘、遗尿、水肿。

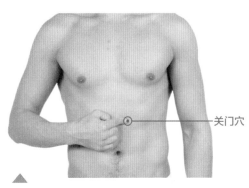

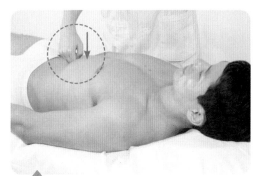

具体位置：位于上腹部，当脐中上3寸，距前正中线2寸。

穴位应用：1. 按摩——每天用指关节叩击关门穴3分钟。

2. 小儿针灸——直刺0.8～1.2寸。

太乙穴 | 顺气和胃

疾病主治：心烦、癫狂、腹痛、腹胀、肠鸣。

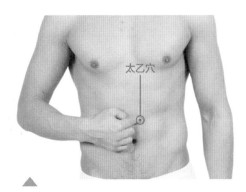

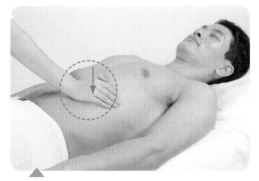

具体位置：位于上腹部，当脐中上2寸，距前正中线2寸。

穴位应用：1. 按摩——每天用手掌根部按揉太乙穴2～3分钟。

2. 小儿针灸——直刺0.8～1.2寸。

滑肉门穴 | 健脾开窍

疾病主治：胃痛、呕吐、腹胀、食欲不振、脱肛、癫狂、痫症等。

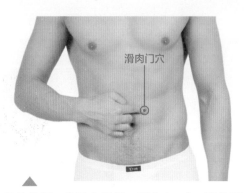

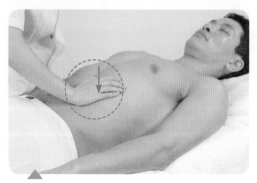

具体位置：位于上腹部，脐中上1寸，距前正中线2寸。

穴位应用：1. 按摩——以手掌垂直往下揉按滑肉门穴，早晚各一次，每次揉按1～3分钟。

2. 小儿针灸——直刺0.8～1.2寸。

外陵穴 | 化湿止痛

疾病主治：胃脘痛、腹痛、腹胀、疝气、痛经等。

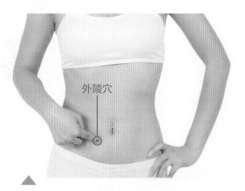

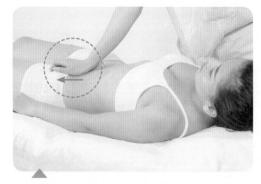

具体位置：位于下腹部，脐中下1寸，距前正中线2寸。

穴位应用：1. 按摩——每天用手掌根部从上往下推按外陵穴3分钟。

2. 小儿针灸——直刺1～1.5寸。

天枢穴 | 调胃消炎

疾病主治： 腹泻、便秘、腹痛、月经不调。

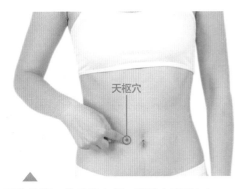

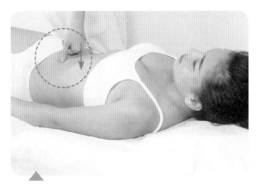

具体位置： 位于腹中部，距脐中旁开2寸。

穴位应用： 1. 按摩——以拇指（或掌心向下，以食指、中指、无名指三个手指）垂直下按揉压天枢穴，1～3分钟。
2. 小儿针灸——直刺1～1.5寸。

疾病拓展： 腹泻。本病是大肠疾病最常见的一种症状，是指排便次数明显超过日常习惯的排便次数，粪质稀薄，水分增多，每日排便总量超过200克。正常人群每天只需排便1次，且大便成形，颜色呈黄褐色。腹泻主要分为急性与慢性，急性腹泻发病时期为一至两个星期，但慢性腹泻发病时则在2个月以上，多由肛肠疾病所引起。其穴位疗法如下：

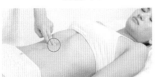

①揉中脘 食指、中指两指紧并，揉按腹部前正中线、当脐中上4寸处。1～3分钟。

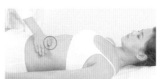

②摩神阙 用手掌摩腹中部，脐中央处。1～3分钟。

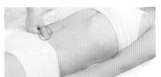

③按关元 将拇指指腹按压在关元穴上，以顺时针的方向揉按。1～3分钟。

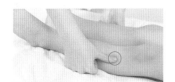

④揉足三里 用拇指指腹揉按小腿前外侧，犊鼻穴下3寸，距胫骨前缘一横指处。1～2分钟。

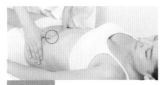

⑤按天枢 用拇指指腹按压腹中部，距脐中2寸处。1～2分钟。

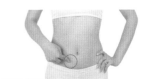

⑥揉大巨 用食指指尖掐揉腹部，当脐下2寸，距前正中线2寸处。100～200次。

大巨穴 | 调胃固肾

疾病主治：肠痈、腹痛、遗精、早泄、阳痿、便秘、小便不利、惊悸等。

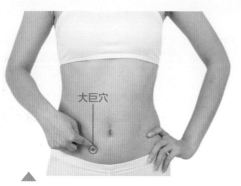

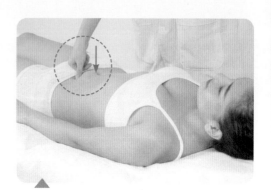

具体位置：位于下腹部，脐中下2寸，距前正中线2寸。

穴位应用：1. 按摩——每天用拇指指腹点按大巨穴3分钟。

2. 小儿针灸——直刺1～1.5寸。

水道穴 | 调经利尿

疾病主治：水肿、小便不利、腰痛、疝气、月经不调、痛经等。

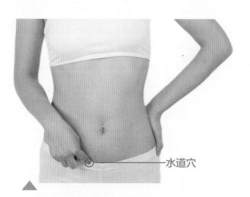

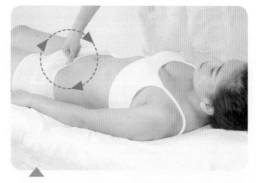

具体位置：位于下腹部，脐中下3寸，距前正中线2寸。

穴位应用：1. 按摩——每天用拇指指腹点按水道穴3分钟。

2. 小儿针灸——直刺1～1.5寸。

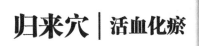

归来穴 | 活血化瘀

疾病主治：疝气、经闭、月经不调、白带、遗精等。

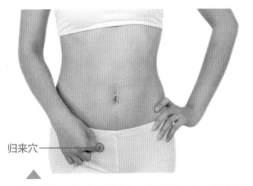

归来穴———

具体位置：位于下腹部，脐中下4寸，距前正中线2寸。

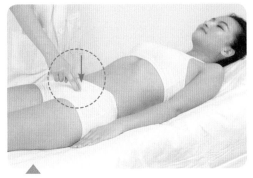

穴位应用：1.按摩——以食指、中指指腹垂直下压穴位，中指最为用力，由内而外揉按，每日早晚两侧穴位各揉按1～3分钟。

2.小儿针灸——直刺1～1.5寸。

疾病拓展：小儿疝气。本病是人体组织或器官一部分离开了原来的部位，通过人体间隙、缺损或薄弱部位进入另一部位的状态。小儿疝气的症状最主要的是出现在腹股沟区，可以看到或摸到肿块。小儿疝气多是由于咳嗽、打喷嚏、小儿过度啼哭等引起。其穴位疗法如下：

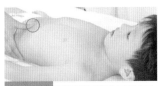

①按天枢 用拇指指腹按压天枢穴1分钟，以局部有酸胀感为度。

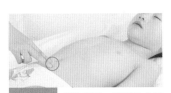

②揉丹田 或揉或摩，脐下2寸与3寸之间，50～100次。

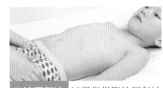

③按压气冲 以拇指指腹按压气冲穴，力度由轻至重，手法连贯，以局部有酸胀感为宜。1分钟。

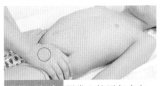

④按压归来 用掌心按压归来穴，力度由轻至重再至轻。1分钟。

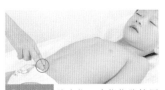

⑤按关元 将食指、中指指腹按压在关元穴上，以顺时针的方向揉按。1～3分钟。

气冲穴 | 调经止痛

疾病主治： 阳痿、外阴肿痛、月经不调、胞衣不下、不孕、身热、腹痛、脱肛。

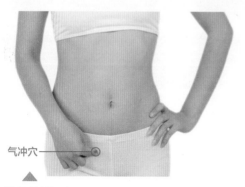

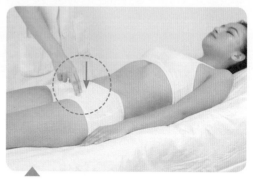

具体位置： 位于腹股沟稍上方，脐中下5寸，距前正中线2寸。

穴位应用： 1. 按摩——以食指、中指指腹揉按，每日早晚左右各揉按1～3分钟。

2. 小儿针灸——直刺0.5～1寸。

髀关穴 | 祛风通络

疾病主治： 腰腿疼痛、下肢麻木痿软、腘筋挛急、屈伸不利。

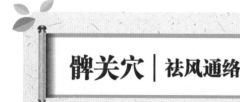

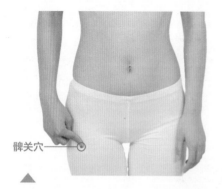

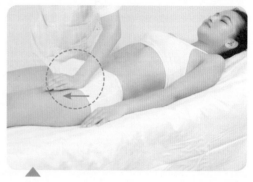

具体位置： 位于大腿前面，髂前上棘与髌底外侧端的连线上，屈股时，平会阴，居缝匠肌外侧凹陷处。

穴位应用： 1. 按摩——每天用手掌根部从上往下推按髀关穴3分钟。

2. 小儿针灸——直刺1～2寸。

伏兔穴 | 散寒止痛

疾病主治： 膝痛冷麻、下肢瘫痪。

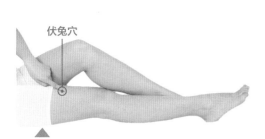

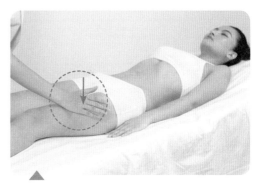

具体位置： 位于大腿前面，髂前上棘与髌底外侧端的连线上，髌底上6寸。

穴位应用： 1. 按摩——用手掌根部垂直揉按，每天早晚各揉按一次，每次1～3分钟。

2. 小儿针灸——直刺 1～2 寸。

阴市穴 | 温经止痛

疾病主治： 胃痛、腹胀、腹痛、腰腿痛、膝肿、脚气等。

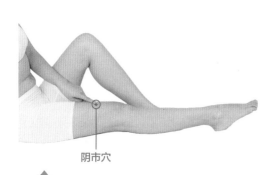

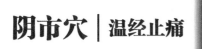

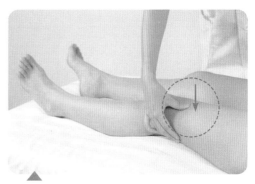

具体位置： 位于大腿前面，髂前上棘与髌底外侧端的连线上，髌底上3寸。

穴位应用： 1. 按摩——每天用拇指指腹点按阴市穴1～3分钟。

2. 小儿针灸——直刺 1～1.5 寸。

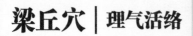

梁丘穴 | 理气活络

疾病主治：膝痛冷麻。

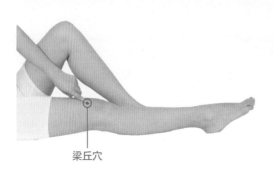

梁丘穴

具体位置：屈膝，位于大腿前面，髂前上棘
与髌底外侧端的连线上，髌底上
2寸处。

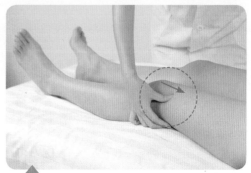

穴位应用：1. 按摩——每天用拇指指腹推按梁
丘穴3分钟。
2. 小儿针灸——直刺1～1.2寸。

犊鼻穴 | 活络止痛

疾病主治：膝关节酸痛或者活动不便。

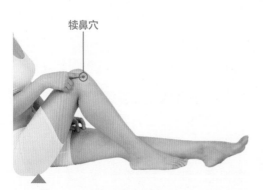

犊鼻穴

具体位置：屈膝，位于膝部，髌骨与髌韧带
外侧凹陷中。

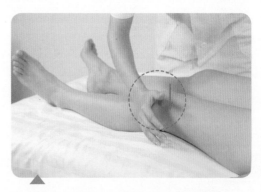

穴位应用：按摩——掌心向下，轻置膝盖上。
以手掌根部用力揉压穴位，每次
1～3分钟。

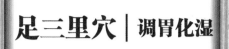

足三里穴 | 调胃化湿

疾病主治： 腹痛、腹泻、便秘、下肢麻冷、高血压。

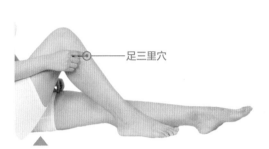

足三里穴

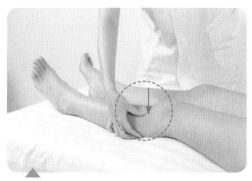

具体位置： 位于小腿前外侧，犊鼻下3寸，距胫骨前缘一横指（中指）处。

穴位应用： 1. 按摩——以拇指指腹垂直用力按压，每日早晚各揉按一次，每次各揉按1～3分钟。

2. 小儿针灸——直刺1～2寸。

疾病拓展： 腹胀。腹胀是一种常见的消化系统症状，引起腹胀的原因主要见于胃肠道胀气、各种原因所致的腹水、腹腔肿瘤等。正常人胃肠道内可有少量气体，约150毫升，当咽入胃内空气过多或因消化吸收功能不良时，胃肠道内产气过多，而肠道内的气体又不能从肛门排出体外时，则可导致腹胀。其穴位疗法如下：

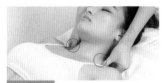

①**按肩井** 双手拇指、食指、中指相对呈钳形，分别揉按两边大椎与肩峰端连线的中点。1～3分钟。

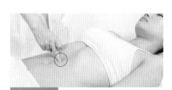

②**揉建里** 用中指指腹摩揉上腹部，前正中线上，当脐中上3寸处。2～3分钟。

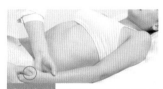

③**揉合谷** 用拇指指腹以顺时针方向按揉手背第一、二掌骨处。1～3分钟。

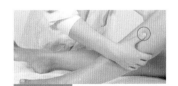

④**按足三里** 用拇指指腹揉按小腿前外侧，犊鼻穴下3寸，距胫骨前缘一横指处。1～3分钟。

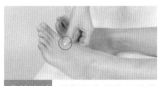

⑤**按太冲** 用拇指指腹按压足背侧，当第一跖骨间隙的后方凹陷处。1～3分钟。

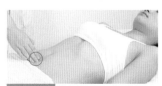

⑥**揉气海** 用食指、中指、无名指并拢按揉腹部前正中线上，当脐中下1.5寸处。2～3分钟。

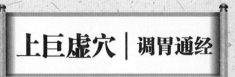

上巨虚穴 | 调胃通经

疾病主治：夹脐痛、腹泻、下肢瘫痪。

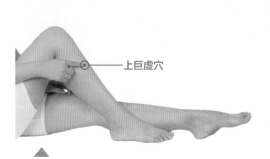

——上巨虚穴

具体位置：位于小腿前外侧，犊鼻穴下6寸，距胫骨前缘一横指（中指）。

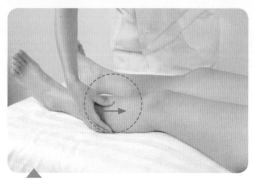

穴位应用：1. 按摩——每天用拇指指腹推按上巨虚穴3分钟。

2. 小儿针灸——直刺1～1.2寸。

条口穴 | 理气利节

疾病主治：肩臂痛、下痢、腹痛、喉痹、脚气、肠痈等。

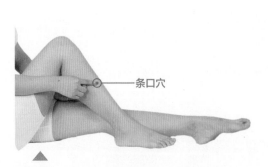

——条口穴

具体位置：位于小腿前外侧，犊鼻下8寸，距胫骨前缘一横指（中指）。

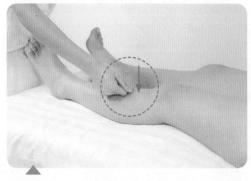

穴位应用：1. 按摩——每天用拇指指尖掐揉条口穴3分钟。

2. 小儿针灸——直刺1～1.5寸。

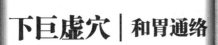

下巨虚穴 | 和胃通络

疾病主治: 小腹痛、腰脊痛、乳痛、下肢麻痹。

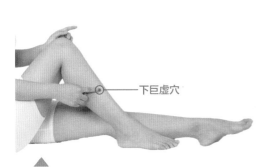

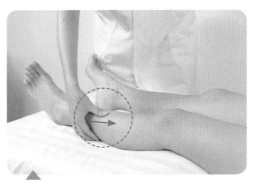

具体位置: 位于小腿前外侧, 犊鼻穴下9寸, 距胫骨前缘一横指处(中指)。

穴位应用: 1. 按摩——每天用拇指指腹推按下巨虚穴1～3分钟。

2. 小儿针灸——直刺1～1.5寸。

丰隆穴 | 健脾化痰

疾病主治: 头痛、肢肿、便秘、狂痛、下肢痿痹。

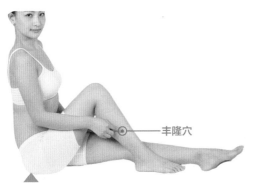

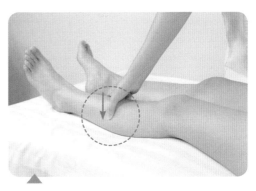

具体位置: 位于小腿前外侧, 外踝尖上8寸, 条口外, 距胫骨前缘二横指处(中指)。

穴位应用: 按摩——用拇指指腹按压穴位, 早晚各一次, 每次1～3分钟。

解溪穴 | 清胃安神

疾病主治： 踝关节扭伤、足趾麻木。

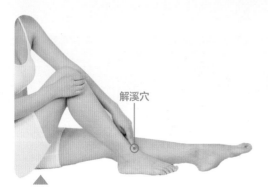

解溪穴

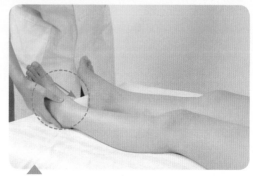

具体位置： 位于足背与小腿交界处的横纹中央凹陷中，拇长伸肌肌腱与趾长伸肌肌腱之间。

穴位应用： 1. 按摩——以拇指指腹向内用力按压穴位，每天早晚各按压一次，每次各按压1~3分钟。

2. 小儿针灸——直刺0.5~1寸。

疾病拓展： 中风后遗症。中风是以突然口眼㖞斜、言语含糊不清、肢体出现运动障碍、半身不遂、不省人事为特征的一类疾病。临床实践证明：中医经络穴位疗法对中风后遗症患者有很好的疗效，可有效改善口眼㖞斜、偏瘫等症状。由于此病情况复杂，所牵涉的穴位较一般疾病多，在这里，我们只列出四肢部穴位的疗法：

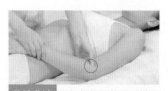

①按曲池 用拇指指腹按压肘横纹外侧端，尺泽穴与肱骨外上髁连线中点。100次左右。

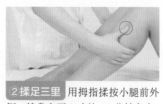

②揉足三里 用拇指揉按小腿前外侧，犊鼻穴下3寸处。3分钟左右。

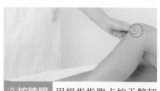

③按膝眼 用拇指指腹点按于髌韧带两侧凹陷处，膝眼有内外之分，都要按压。3分钟。

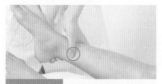

④按三阴交 用拇指指腹按压足内踝尖上3寸，胫骨内侧缘后方处。100~300次。

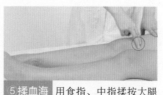

⑤揉血海 用食指、中指揉按大腿内侧、股四头肌内侧头的隆起处。50~100次。

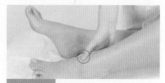

⑥掐解溪 用拇指指甲掐足背与小腿交界处的横纹中央凹陷。50~100次。

冲阳穴 | 和胃宁神

疾病主治： 口眼㖞斜、面肿、齿痛、胃痛、狂痫、足缓不收等。

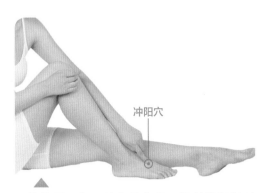

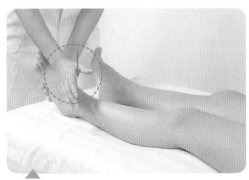

具体位置： 位于足背最高处，拇长伸肌肌腱与趾长伸肌肌腱之间，足背动脉搏动处。

穴位应用： 1. 按摩——每天用手掌小鱼际揉压冲阳穴3分钟。

2. 小儿针灸——直刺0.3～0.5寸，注意避开动脉。

陷谷穴 | 理气利水

疾病主治： 面目浮肿、水肿、肠鸣腹痛、足背肿痛等。

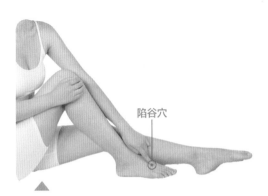

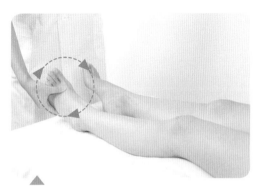

具体位置： 位于足背，第二、三跖骨结合部前方凹陷处。

穴位应用： 1. 按摩——每天用拇指指腹揉按陷谷穴3分钟。

2. 小儿针灸——直刺0.3～0.5寸；可艾灸。

内庭穴 | 理气止痛

疾病主治: 胃病吐酸、腹胀、泄泻、痢疾、便秘、瘾疹、足背肿痛等。

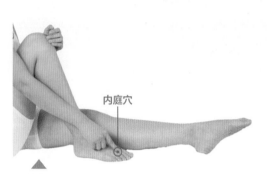

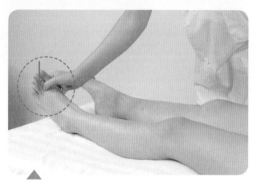

具体位置: 位于足背,第二、三趾间,趾蹼缘后方赤白肉际处。

穴位应用: 1. 按摩——用拇指指尖下压揉按,早晚各一次,1~3分钟。

2. 小儿针灸——直刺或者斜刺0.5~0.8寸。

厉兑穴 | 清热安神

疾病主治: 齿痛、咽喉肿痛、腹胀、热病、多梦、癫狂等。

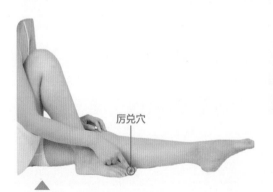

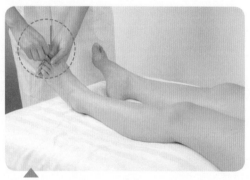

具体位置: 位于足第二趾末节外侧,距趾甲角0.1寸处(指寸)。

穴位应用: 1. 按摩——食指、中指弯曲,呈钳形,垂直掐按,1~3分钟。

2. 小儿针灸——浅刺0.1寸。

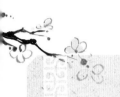

足少阳胆经及其常用腧穴

基本概念：

足少阳胆经起于眼外眦的瞳子髎穴，分支有二——其一，行至耳部，再上行至额角，又向后折回至风池穴，然后沿颈部向下行至肩部，之后再向下经过腰部，最后沿腿部外侧行至足第四趾外侧；其二，另一分支，从耳后进入体内，向下穿过膈肌，经过肝、胆，最后与足厥阴肝经交汇。本经脉是人体十二正经中循行路线较为复杂的经脉，其常用腧穴之多仅次于足太阳膀胱经。

功能主治：

主治胸胁、肝胆疾病、热性病、神经系统疾病等，还包括五官科疾病以及本经脉循行路线上的其他部位疾病。常见病有口苦、目眩、疟疾、头痛，腋下、胸胁、足外侧痛等。

保养建议：

睡眠最重要的黄金时间是在23：00—1：00，也就是肝胆经在运行的时候，用来进行重要的人体代谢清理工作。如果此时熬夜，人体推陈出新的工作就无法完成，体内的毒素就无法代谢，新鲜的气血也就无法生成，对人体的危害很大。

1. 瞳子髎穴
2. 听会穴
3. 上关穴
4. 颔厌穴
5. 悬颅穴
6. 悬厘穴
7. 曲鬓穴
8. 率谷穴
9. 天冲穴
10. 浮白穴
11. 头窍阴穴
12. 完骨穴
13. 本神穴
14. 阳白穴
15. 头临泣穴
16. 目窗穴
17. 正营穴
18. 承灵穴
19. 脑空穴
20. 风池穴

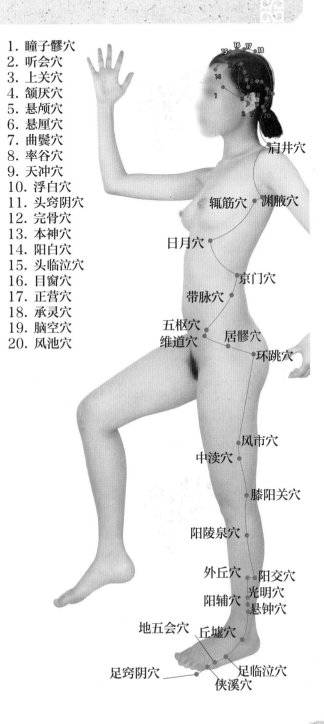

149

瞳子髎穴 | 平肝明目

疾病主治：头痛、头晕、目翳、口眼喎斜等。

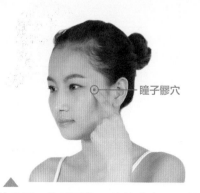

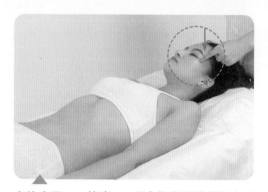

具体位置：位于面部，目外眦旁，眶外侧
缘处。

穴位应用：1. 按摩——用食指指腹稍稍用力垂
直按压穴位，每次1～3分钟。
2. 小儿针灸——直刺或者平刺
0.3～0.5寸。

听会穴 | 升清聪耳

疾病主治：耳鸣、耳聋、聤耳、耳底痛、眩晕、
口噤、音哑、齿痛、腮肿。

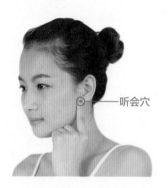

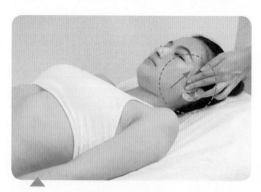

具体位置：位于面部，耳屏间切迹的前
方，下颌骨髁突的后缘，张口
有凹陷处。

穴位应用：1. 按摩——用食指、中指指腹揉按
听会穴2～3分钟。
2. 小儿针灸——直刺0.5～1寸；
可艾灸。

上关穴 | 降浊通络

疾病主治： 耳鸣、耳聋、耳痛、聤耳、上齿龋痛、牙关不开、口眼㖞斜。

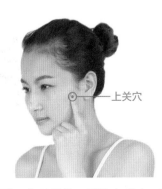

具体位置： 位于耳前，下关穴直上，颧弓的上缘凹陷处。

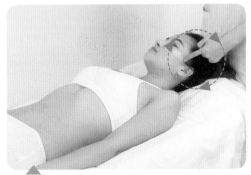

穴位应用： 1.按摩——用食指指腹揉按上关穴3分钟。
2. 小儿针灸——直刺0.5～1寸；可艾灸。

颔厌穴 | 散热止痛

疾病主治： 偏正头痛、耳鸣、耳聋、目眩、齿痛、身热、善嚏、惊痫、手腕痛等。

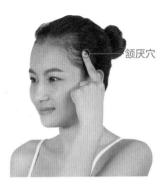

具体位置： 位于头部鬓发上，头维穴与曲鬓穴弧形连线的上1/4与下3/4交点处。

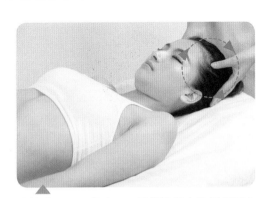

穴位应用： 1.按摩——用拇指指尖按揉颔厌穴2～3分钟。
2. 小儿针灸——直刺0.5～0.8寸；可艾灸。

悬颅穴 | 祛风止痛

疾病主治： 偏正头痛、目外眦痛、目眩、齿痛、鼻流清涕、衄蚃。

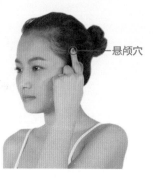

——悬颅穴

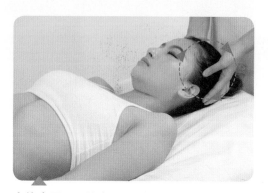

具体位置： 位于头部鬓发上，当头维穴与曲鬓穴弧形连线的中点处。

穴位应用： 1. 按摩——将拇指指腹置于穴位上轻揉，每次1～3分钟。
2. 小儿针灸——向后平刺0.5～0.8寸；可艾灸。

悬厘穴 | 清热醒脑

疾病主治： 偏正头痛、目外眦痛、耳鸣耳聋、齿痛、面痛、心烦、热病汗不出、癫痫等。

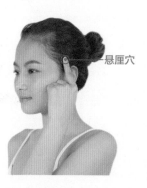

——悬厘穴

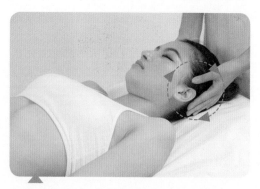

具体位置： 位于头部鬓发上，头维穴与曲鬓穴弧形连线的上3/4与下1/4交点处。

穴位应用： 按摩——将拇指指腹于悬厘穴上轻轻地揉按，每天早晚各一次，每次各揉按1～3分钟。

曲鬓穴 | 清心开窍

疾病主治： 头痛连齿、口眼㖞斜、口噤不开、颔颊肿痛、暴喑。

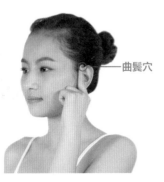
——曲鬓穴

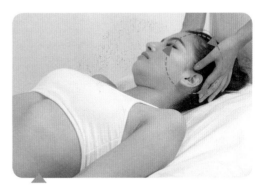

具体位置： 位于头部，耳前鬓角发际后缘的垂线与耳尖水平线交点处。

穴位应用： 1. 按摩——用拇指指尖揉按曲鬓穴3分钟。

2. 小儿针灸——向后平刺0.5～0.8寸；可艾灸。

率谷穴 | 息风止痛

疾病主治： 偏头痛、目眩、惊痫、面瘫。

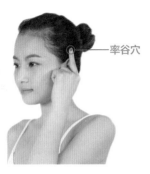
——率谷穴

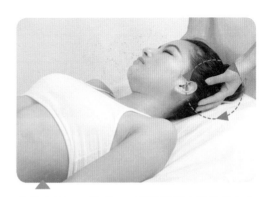

具体位置： 位于头部，当耳尖直上入发际1.5寸，角孙穴直上方。

穴位应用： 1. 按摩——用拇指指尖揉按率谷穴3～5分钟。

2. 小儿针灸——平刺0.5～1寸；可艾灸。

天冲穴 | 益气补阳

疾病主治：头痛、牙龈肿痛、癫痫。

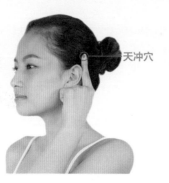

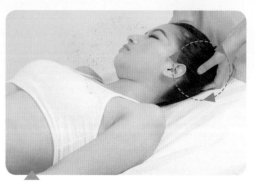

具体位置：位于头部，当耳根后缘直上入发际2寸，率谷穴后0.5寸处。

穴位应用：1. 按摩——将拇指指腹轻按于天冲穴上，早晚各一次，每次1～3分钟。

2. 小儿针灸——平刺0.5～1寸。

浮白穴 | 理气止痛

疾病主治：头痛、中风后遗症、目痛、扁桃体炎、支气管炎。

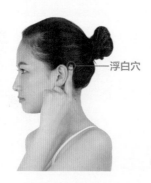

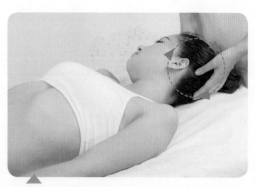

具体位置：位于天冲穴与完骨穴弧形连线中1/3与上1/3交点处。

穴位应用：1. 按摩——用拇指指尖揉按浮白穴3～5分钟。

2. 小儿针灸——平刺0.5～0.8寸；可艾灸。

头窍阴穴 | 镇痛聪耳

疾病主治： 头痛、眩晕、目痛、耳鸣、耳聋、喉痹、口干、口苦等。

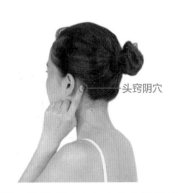
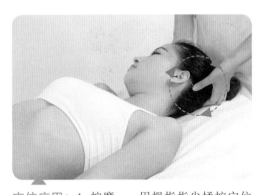

具体位置： 位于天冲穴与完骨穴弧形连线中1/3与下1/3交点处。

穴位应用： 1. 按摩——用拇指指尖揉按穴位3～5分钟。

2. 小儿针灸——平刺0.5～0.8寸；可艾灸。

完骨穴 | 宁神清热

疾病主治： 耳后痛、颊肿、齿痛、喉痹、瘿气、癫疾、烦心、中风不语。

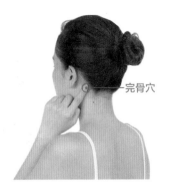
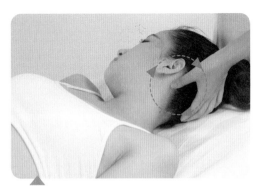

具体位置： 位于头部，耳后乳突的后下方凹陷处。

穴位应用： 1. 按摩——用拇指指尖揉按完骨穴2～3分钟。

2. 小儿针灸——斜刺0.5～0.8寸；可艾灸。

本神穴 | 调神定惊

疾病主治: 中风、半身不遂、呕吐涎沫、癫疾、头痛、眩晕、颈项强急。

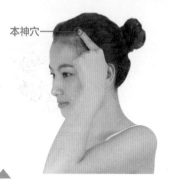

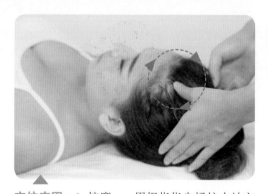

具体位置: 位于头部,前发际上0.5寸,神庭旁开3寸,神庭穴与头维穴连线的内2/3与外1/3的交点处。

穴位应用: 1.按摩——用拇指指尖揉按本神穴2~3分钟。
2. 小儿针灸——平刺0.5~0.8寸;可艾灸。

阳白穴 | 明目泻热

疾病主治: 头痛、项强、目赤肿痛、眼睑跳动、迎风流泪、雀目等。

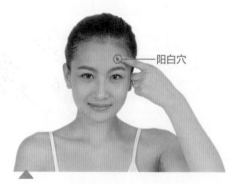

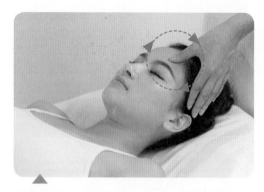

具体位置: 位于前额部,瞳孔直上,眉上1寸。

穴位应用: 按摩——用拇指指腹从内往外揉,每天早晚各揉按一次,每次1~3分钟。

头临泣穴 | 聪耳定志

疾病主治： 头痛、目眩、目赤肿痛、内障雀目、目翳、流泪、小儿惊痫等。

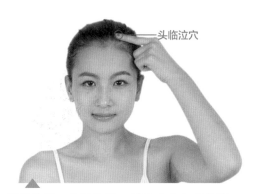

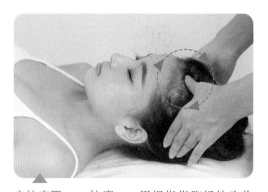

具体位置： 位于头部，瞳孔直上入前发际0.5寸，神庭穴与头维穴连线的中点处。

穴位应用： 1. 按摩——用拇指指腹揉按头临泣穴3～5分钟。
2. 小儿针灸——平刺0.5～0.8寸；可艾灸。

目窗穴 | 明目安神

疾病主治： 头痛、目眩、癫痫、面部浮肿、目赤肿痛。

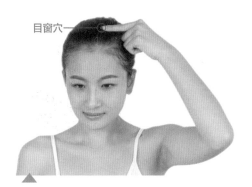

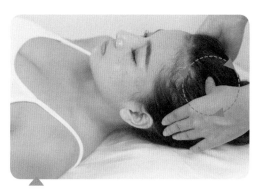

具体位置： 位于头部，当前发际上1.5寸，头正中线旁开2.25寸。

穴位应用： 按摩——用拇指指腹轻按目窗穴，早晚各一次，每次左右各（或双侧同时）按1～3分钟。

正营穴 | 明目止呕

疾病主治： 头痛、头晕、目眩、牙痛、呕吐。

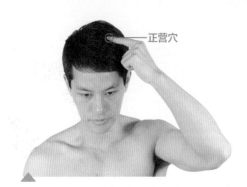

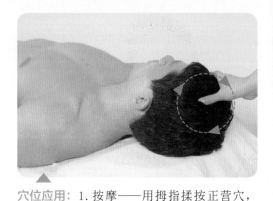

具体位置： 位于头部，当前发际上2.5寸，头正中线旁开2.25寸。

穴位应用： 1. 按摩——用拇指揉按正营穴，3～5分钟。

2. 小儿针灸——平刺0.5～0.8寸；可艾灸。

承灵穴 | 通窍疏肝

疾病主治： 目痛、鼻塞、鼻衄、鼻多清涕、喘息、发热等。

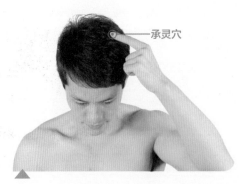

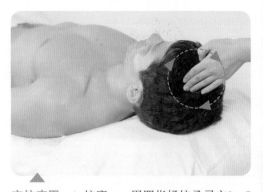

具体位置： 位于头部，当前发际上4寸，头正中线旁2.25寸。

穴位应用： 1. 按摩——用四指揉按承灵穴3～5分钟。

2. 小儿针灸——平刺0.5～0.8寸；可艾灸。

脑空穴 | 宁神清热

疾病主治： 目眩、哮喘、癫痫、头痛、心悸。

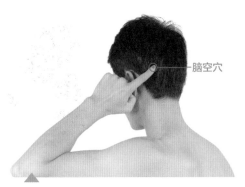

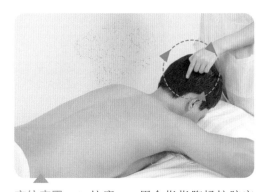

具体位置： 位于头部，当枕外隆凸的上缘外侧，头正中线旁开2.25寸。

穴位应用： 1. 按摩——用食指指腹揉按脑空穴3～5分钟。

2. 小儿针灸——平刺 0.5 ～ 0.8 寸；可艾灸。

渊腋穴 | 理气通经

疾病主治： 胸胁痛、哮喘、流涎、呕吐、腋肿。

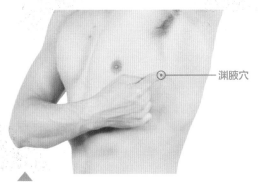

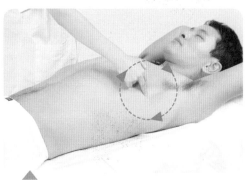

具体位置： 位于侧胸部，当腋中线上，腋窝下3寸，第四肋间隙中。

穴位应用： 1. 按摩——用食指、中指指尖按揉渊腋穴2～3分钟。

2. 小儿针灸——斜刺 0.5 ～ 0.8 寸。

风池穴 | 平肝开窍

疾病主治： 偏头痛、感冒项强。

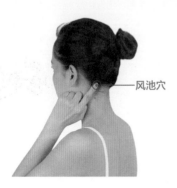

——风池穴

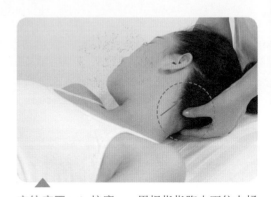

具体位置： 位于项部，枕骨之下，与风府穴相平，胸锁乳突肌与斜方肌上端之间的凹陷处。

穴位应用： 1. 按摩——用拇指指腹由下往上揉按，每次1~3分钟。
2. 小儿针灸——向鼻尖方向斜刺0.5~0.8寸；可艾灸。

疾病拓展： 落枕。本病多因睡卧时体位不当，造成颈部肌肉损伤，或颈部感受风寒，或外伤致使经络不通，气血凝滞，筋脉拘急而成。临床主要表现为颈项部强直酸痛不适，不能转动自如，并向一侧歪斜，甚则疼痛牵引患者侧肩背及上肢。中医治疗落枕的方法很多，推拿、针灸、热敷等均有良好的效果，尤以推拿法为佳。其穴位疗法如下：

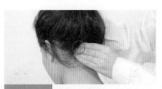

① 捏风池 拇指和食指、中指、无名指相对呈钳形，拿捏耳后下方靠近发际的凹陷处。100~200次。

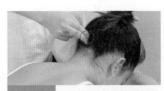

② 按风府 用食指与中指指腹揉按枕外隆凸直下，两侧斜方肌之间的凹陷处。1~2分钟。

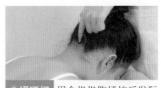

③ 揉哑门 用食指指腹揉按后发际正中直上0.5寸处。1分钟。

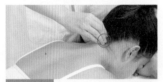

④ 按天柱 用拇指和食指、中指、无名指呈钳形，揉按后发际正中旁开1.3寸处（大筋外缘之后发际凹陷中）。1~2分钟。

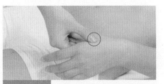

⑤ 按合谷 用拇指指腹以顺时针方向按揉手背第一、二掌骨处。100~200次。

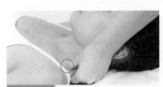

⑥ 揉肩井 双手拇指和食指、中指相对呈钳形，分别揉按两边大椎与肩峰端连线的中点。1分钟。

肩井穴 | 祛风止痛

疾病主治: 项强、肩背痛。

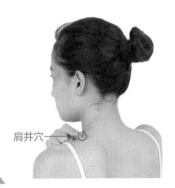

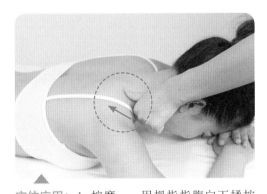

具体位置: 位于肩上,前直乳中,大椎穴与肩峰端连线的中点上。

穴位应用: 1.按摩——用拇指指腹向下揉按穴位,每次1～3分钟。

2.小儿针灸——直刺0.5～0.8寸;可艾灸。

辄筋穴 | 平喘理气

疾病主治: 胸胁痛、哮喘、呕吐、腋肿、胸闷。

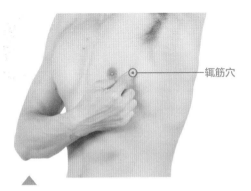

辄筋穴

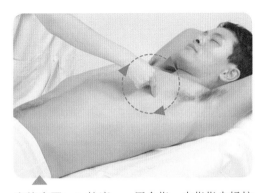

具体位置: 位于侧胸部,渊腋前1寸,平乳头,第四肋间隙中。

穴位应用: 1.按摩——用食指、中指指尖揉按辄筋穴2～3分钟。

2.小儿针灸——斜刺0.5～0.8寸;可艾灸。

日月穴 | 疏肝和胃

疾病主治: 呕吐、呃逆、反胃吞酸、口苦多唾、黄疸、胸闷、胸胁疼痛。

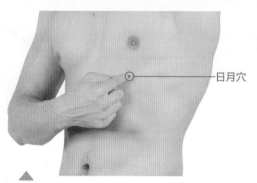

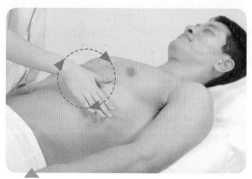

具体位置: 位于上腹部,乳头直下,第七肋间隙,前正中线旁开4寸。

穴位应用: 1. 按摩——用手掌大鱼际按揉日月穴3～5分钟。

2. 小儿针灸——斜刺0.5～0.8寸;可艾灸。

京门穴 | 消胀益肾

疾病主治: 腰脊痛、项背寒、肩胛内侧痛、胁肋痛、腹胀、小便不利、溺黄、小腹痛等。

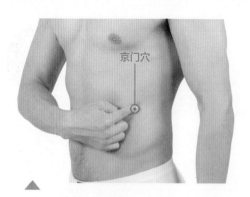

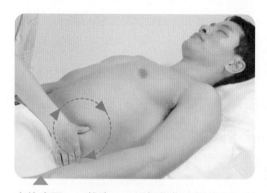

具体位置: 位于侧腰部,章门后1.8寸,第十二肋骨游离端的下方。

穴位应用: 1. 按摩——用拇指指腹揉按京门穴3～5分钟。

2. 小儿针灸——斜刺0.5～0.8寸;可艾灸。

带脉穴 | 活血补肾

疾病主治: 赤白带下、经闭、痛经、不孕、脐疝偏坠、腰痛、胁痛连背等。

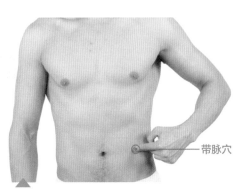

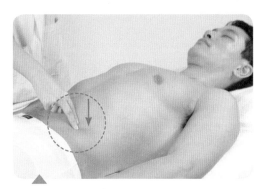

具体位置: 位于侧腹部,章门下1.8寸,第十一肋骨游离端下方垂线与脐水平线的交点上。

穴位应用: 1.按摩——用食指、中指点按带脉穴3~5分钟。

2. 小儿针灸——直刺0.5~0.8寸;可艾灸。

五枢穴 | 调经下焦

疾病主治: 月经不调、疝气、便秘、腹胀、腰痛。

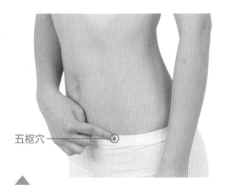

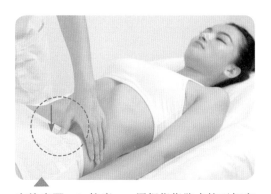

具体位置: 位于侧腹部,当髂前上棘的前方,横平脐下3寸处。

穴位应用: 1.按摩——用拇指指腹点按五枢穴3~5分钟。

2. 小儿针灸——直刺0.8~1.5寸;可艾灸。

维道穴 | 利水止痛

疾病主治： 盆腔炎、子宫脱垂、带下、肾炎。

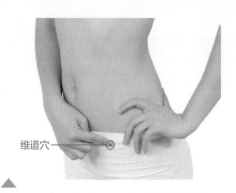

维道穴

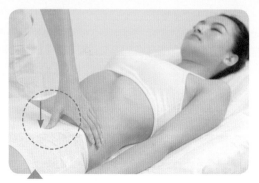

具体位置： 位于侧腹部，当髂前上棘内下0.5寸。

穴位应用： 1.按摩——用拇指点按维道穴3～5分钟，每天坚持即可。

2.小儿针灸——向前下方斜刺0.8～1.5寸；可艾灸。

居髎穴 | 活络补肾

疾病主治： 腰腿痛、髋关节酸痛、骶髂关节炎。

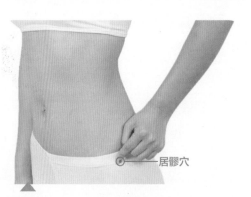

居髎穴

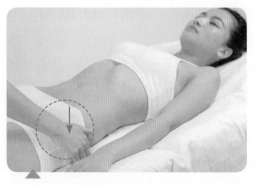

具体位置： 位于髋部，髂前上棘与股骨大转子最凸点连线的中点处。

穴位应用： 1.按摩——用手掌鱼际面按揉居髎穴5～10分钟。

2.小儿针灸——直刺或者斜刺1.5～2寸；可艾灸。

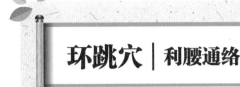

环跳穴 | 利腰通络

疾病主治： 腰腿痛、偏瘫。

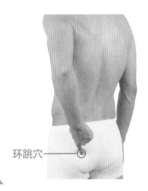

环跳穴

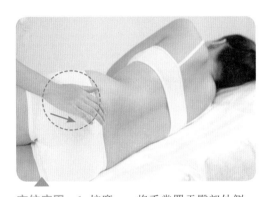

具体位置： 位于股外侧部，侧卧屈股，股骨大转子最凸点与骶管裂孔连线的外1/3与中1/3交点处。

穴位应用： 1. 按摩——将手掌置于臀部外侧，用手掌掌根稍用力按摩。每次左右各3～5分钟。

2. 小儿针灸——直刺2～2.5寸；可艾灸。

疾病拓展： 腰椎间盘突出症。本病是指由于腰椎间盘退行性改变后弹性下降而膨出椎间盘，纤维环破裂，髓核突出，压迫神经根、脊髓而引起的以腰腿痛为主的临床特征。其穴位疗法为：

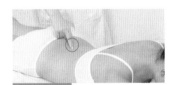

①按腰阳关 用食指、中指指尖按压腰部第四腰椎棘突下凹陷处。50～100次。

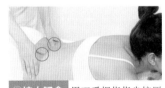

②按大肠俞 用双手拇指指尖按压腰部第四腰椎棘突下，旁开1.5寸。50～100次。

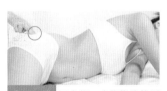

③压环跳 用食指、中指指腹按压股骨大转子最凸点与骶管裂孔连线的外1/3与中1/3交点处。1分钟。

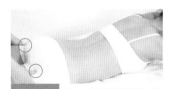

④按承扶 用双手拇指指腹用力按压大腿后面，臀下横纹的中点处。3～5分钟。

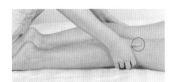

⑤压委中 用拇指指腹轻轻按压股二头肌肌腱与半腱肌肌腱的中间。3～5分钟。

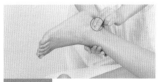

⑥揉昆仑 用拇指和食指、中指轻轻捏揉外踝尖与跟腱之间的凹陷处。3～5分钟。

风市穴 | 祛风活络

疾病主治： 偏瘫、膝关节疼痛。

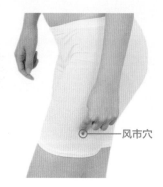

风市穴

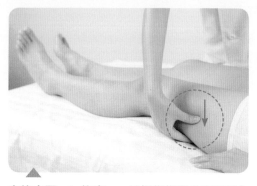

具体位置： 位于大腿外侧部的中线上，腘横纹上7寸。或直立垂手时，中指尖处。

穴位应用： 1. 按摩——以拇指指腹垂直下压穴位，每次1~3分钟。

2. 小儿针灸——直刺 1~1.5寸；可艾灸。

疾病拓展： 强直性脊椎炎。本病是一种慢性炎性疾病，主要侵犯骶髂关节、脊柱骨突、脊柱旁软组织及外周关节，可伴有关节外表现。患者早期无明显不适症状，病情进展期会出现腰、背、颈、臀、髋部疼痛以及关节肿痛，夜间痛或晨僵明显，活动后缓解，足跟痛或其他肌腱附着点疼痛，严重者可发生脊柱畸形和关节强直。此类病症多见于中老年人，并且按摩疗法效果显著，疗法如下：

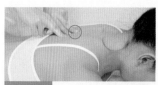

①**按夹脊** 用食指和中指指腹点按，第一胸椎至第五腰椎棘突下两侧后正中线旁开0.5寸处。2分钟。

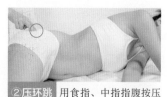

②**压环跳** 用食指、中指指腹按压股骨大转子最凸点与骶管裂孔连线外1/3与中1/3交点处。1分钟。

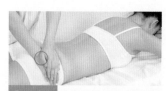

③**揉秩边** 用手掌按揉臀部第四骶后孔，骶正中嵴旁开3寸处。1~2分钟。

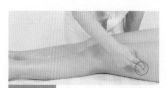

④**按风市** 用食指、中指揉按大腿外侧部的中线上（直立垂手时，中指尖处）。1~2分钟。

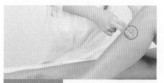

⑤**按足三里** 用食指、中指点按小腿前外侧，当犊鼻穴下3寸，距胫骨前缘一横指。1~3分钟。

中渎穴 | 通经止痛

疾病主治： 麻木、半身不遂、坐骨神经痛、腓肠肌痉挛。

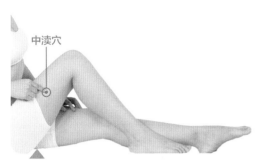

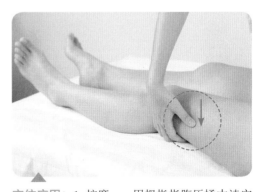

具体位置： 位于大腿外侧，横纹上5寸，股外侧肌与股二头肌之间。

穴位应用： 1.按摩——用拇指指腹压揉中渎穴2～3分钟。

2.小儿针灸——直刺1～1.5寸；可艾灸。

阳交穴 | 除湿安神

疾病主治： 坐骨神经痛、下肢痿痹、癫痫、神经性疾病、哮喘。

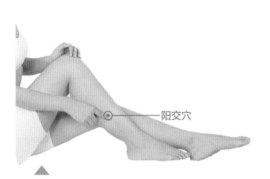

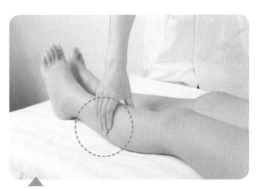

具体位置： 位于小腿外侧，当外踝尖上7寸，腓骨后缘。

穴位应用： 1.按摩——用拇指指尖（或用其余四指）掐揉阳交穴5分钟。

2.小儿针灸——直刺1～1.5寸；可艾灸。

膝阳关穴 | 通关止痛

疾病主治： 膝胫疼痛、屈伸不利、风寒湿痹、肌肤不仁、鹤膝风、脚气等。

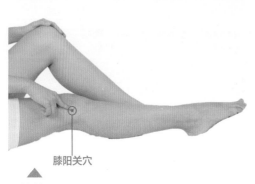

膝阳关穴

具体位置： 位于膝外侧，阳陵泉上3寸，股骨外上髁上方的凹陷处。

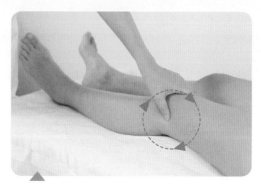

穴位应用： 1. 按摩——用拇指指腹揉按膝阳关穴3～5分钟，1天1次。

2. 小儿针灸——直刺0.8～1寸。

外丘穴 | 疏肝安神

疾病主治： 胸胁支满、腹痛、痿痹、癫疾呕沫。

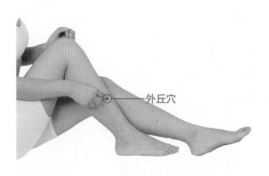

外丘穴

具体位置： 位于小腿外侧，当外踝尖上7寸，腓骨前缘，平阳交。

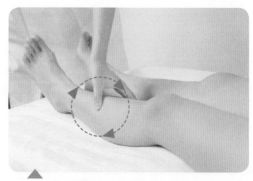

穴位应用： 1. 按摩——用拇指揉按外丘穴3～5分钟。

2. 小儿针灸——直刺0.5～0.8寸；可艾灸。

阳陵泉穴 | 疏肝解郁

疾病主治：膝关节酸痛、胁肋痛。

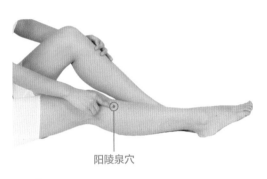

阳陵泉穴

▲

具体位置：位于小腿外侧，腓骨头前下方凹陷处。

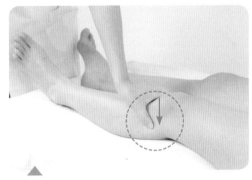

▲

穴位应用：1. 按摩——拇指弯曲，用指腹垂直揉按穴位，有酸、胀、痛的感觉。每次左右各揉按1～3分钟，先左后右。

2. 小儿针灸——直刺或者斜向下刺1～1.5寸；可艾灸。

疾病拓展：小腿抽筋。本病是肌肉自发性的强直性收缩现象。小腿肌肉痉挛最为常见，是由于腓肠肌痉挛所引起，发作时会有酸胀或剧烈的疼痛。外界环境的寒冷刺激、出汗过多、疲劳过度、睡眠不足、缺钙、睡眠姿势不好都会引起小腿肌肉痉挛，多发于中老年人或者久坐不动的上班族。本病穴位疗法如下：

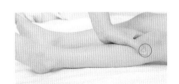

①揉阳陵泉 用拇指指腹按揉腓骨头前下方凹陷处。3～5分钟。

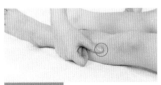

②按足三里 用拇指揉按小腿前外侧，犊鼻穴下3寸处。3分钟左右。

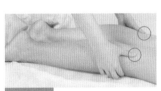

③揉委中 用双手拇指指腹按揉股二头肌肌腱与半腱肌肌腱中间。50～100次。

光明穴 | 疏肝活络

疾病主治：膝痛、下肢痿痹、目痛、夜盲、乳胀。

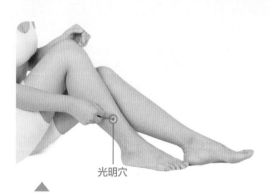

光明穴

具体位置：位于小腿外侧，外踝尖上5寸，腓骨前缘。

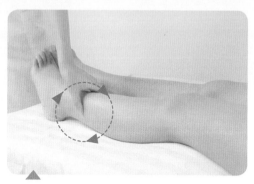

穴位应用： 1. 按摩——用拇指指尖掐按光明穴3～5分钟。

2. 小儿针灸——直刺 0.5 ～ 0.8 寸；可艾灸。

阳辅穴 | 清热活络

疾病主治：偏头痛、半身不遂、腰痛、膝关节炎、扁桃体炎。

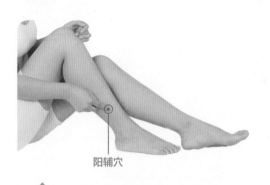

阳辅穴

具体位置：位于小腿外侧，当外踝尖上 4 寸，腓骨前缘稍前方。

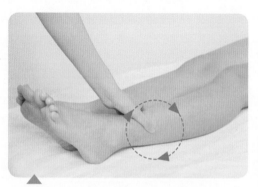

穴位应用： 1. 按摩——用拇指指腹揉按穴位，每次左右各1～3分钟。

2. 小儿针灸——直刺0.5～0.8寸。

悬钟穴 | 平肝益肾

疾病主治： 头痛、项强、下肢酸痛。

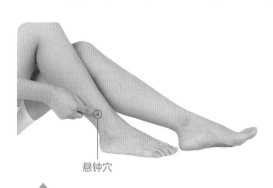

悬钟穴

具体位置： 位于小腿外侧，外踝尖上3寸，腓骨前缘。

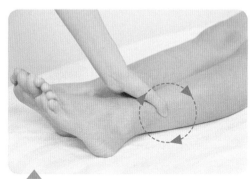

穴位应用： 1. 按摩——用拇指指腹按揉悬钟穴3～5分钟。

2. 小儿针灸——直刺0.5～0.8寸。

丘墟穴 | 健脾泻热

疾病主治： 踝关节痛、胸胁痛。

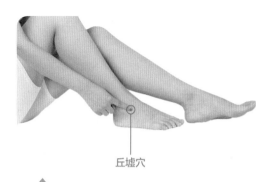

丘墟穴

具体位置： 位于足外踝的前下方，当趾长伸肌肌腱的外侧凹陷处。

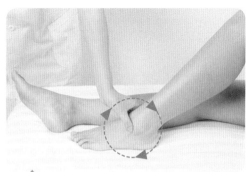

穴位应用： 1. 按摩——用拇指指尖揉按丘墟穴3～5分钟。

2. 小儿针灸——直刺0.5～0.8寸；可艾灸。

足临泣穴 | 疏肝消肿

疾病主治： 胸胁痛、足跗肿痛、足趾挛痛。

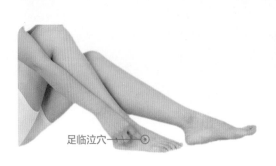

足临泣穴

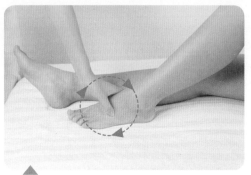

▲ **具体位置：** 位于足背外侧，足四趾本节（第四跖趾关节）的后方，小趾伸肌腱的外侧凹陷处。

▲ **穴位应用：** 1.按摩——用拇指指腹揉按穴位，1～3分钟，先左后右。

2. 小儿针灸——直刺0.5～0.8寸；可艾灸。

地五会穴 | 清热消肿

疾病主治： 头痛、目赤肿痛、耳鸣、耳聋、乳腺炎、足扭伤。

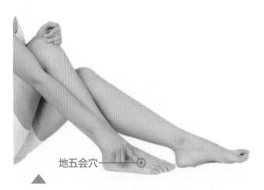

地五会穴

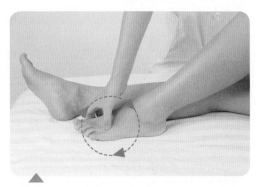

▲ **具体位置：** 位于第四、五跖骨之间，小趾伸肌肌腱的内侧缘。

▲ **穴位应用：** 1.按摩——用拇指指尖掐按地五会穴2～3分钟，每天坚持。

2. 小儿针灸——直刺0.5～0.8寸。

侠溪穴 | 疏肝止痛

疾病主治: 目眩、颌痛、外眦红肿、迎风流泪、耳鸣耳聋、颊肿、腋下肿、胸胁痛、瘰疬、乳痈、气喘。

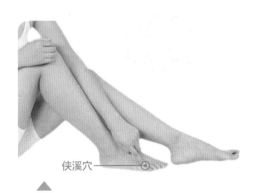

侠溪穴

具体位置: 位于足背外侧,第四、五趾间,趾蹼缘后方赤白肉际处。

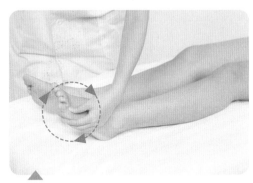

穴位应用: 1. 按摩——用拇指指尖按揉侠溪穴5~6分钟。

2. 小儿针灸——直刺或者斜刺0.3~0.5寸。

足窍阴穴 | 通经聪耳

疾病主治: 头痛、眩晕、目痛、耳鸣、耳聋、喉痹、口干、舌强、烦心、梦魇、手足转筋等。

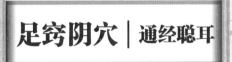

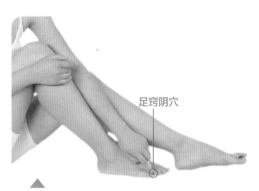

足窍阴穴

具体位置: 位于足第四趾末节外侧,距趾甲角0.1寸(指寸)。

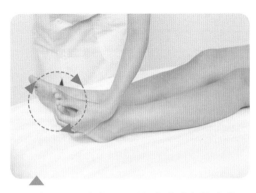

穴位应用: 1. 按摩——用拇指指尖揉掐穴位,1~3分钟,先左后右。

2. 小儿针灸——直刺0.1~0.2寸。

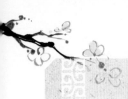

足太阳膀胱经及其常用腧穴

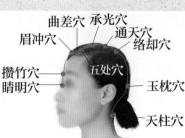

曲差穴　承光穴
眉冲穴　　通天穴　络却穴
攒竹穴　　五处穴
睛明穴　　　　　玉枕穴
　　　　　　天柱穴

络却穴
玉枕穴
天柱穴

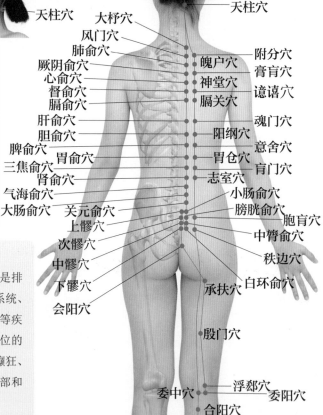

大杼穴
风门穴
肺俞穴
厥阴俞穴　　　　魄户穴　附分穴
心俞穴　　　　　神堂穴　膏肓穴
督俞穴　　　　　　　　　谚语穴
膈俞穴　　　　　膈关穴
肝俞穴　　　　　　　　　魂门穴
胆俞穴　　　　　阳纲穴　意舍穴
脾俞穴　　　　　　　　　肓门穴
胃俞穴　　　　　胃仓穴
三焦俞穴　　　　　　　　志室穴
肾俞穴　　　　　　　　　小肠俞穴
气海俞穴　　　　　　　　膀胱俞穴
大肠俞穴　关元俞穴　　　胞肓穴
　　　　　上髎穴　　　　中膂俞穴
次髎穴　　　　　　　　　秩边穴
中髎穴　　　　　　　　　白环俞穴
下髎穴　　　　　承扶穴
会阳穴

殷门穴

浮郄穴
委中穴　　　　　　　委阳穴
合阳穴

承筋穴

承山穴
飞扬穴
　　　　申脉穴
跗阳穴　　足通谷穴
昆仑穴　　　至阴穴
仆参穴　　束骨穴
金门穴　京骨穴

基本概念：

本经脉起于目内眦睛明穴，上达额部，与督脉交汇于百会穴。其分支有四。本经脉循行路线之长、之复杂冠于众经脉之首，并且本经脉所属的常用腧穴大多都在体表，当外邪入侵人体时，经脉穴位很容易有反应，因此，膀胱经也是人体最敏感的经脉。

功能主治：

本经脉主管人体最宝贵的体液，也是排毒的主干道，主治泌尿系统、神经系统、呼吸系统、内循环系统、消化系统等疾病，以及本经脉循行路线上其他部位的疾病，常见病有小便不通、遗尿、癫狂、目痛、见风流泪，以及项、背、臀部和下肢循行部位的痛麻等。

保养建议：

膀胱经在申时循行，即我们现在所说的15：00—17：00，此时膀胱经最旺，宜适时饮水，适当运动，有助于体内津液循环，喝滋阴泻火的茶水对阴虚的人最好。对于女性朋友，则可以练习瑜伽中的大树式、手碰脚式等，来锻炼手部、背部肌肉，这有助于疏通膀胱经脉。

睛明穴 | 祛风明目

疾病主治：眼病。

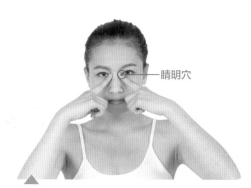

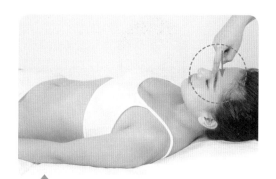

具体位置： 位于面部，目内眦角稍上方凹陷处。

穴位应用： 1. 按摩——用食指指甲尖轻掐穴位，每次1~3分钟。
2. 小儿针灸——患者双目紧闭，操作者紧靠眶缘直刺0.5~0.8寸。

眉冲穴 | 宁神通络

疾病主治：头痛、眩晕、鼻塞、目赤肿痛、癫痫等。

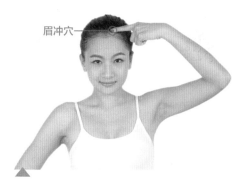

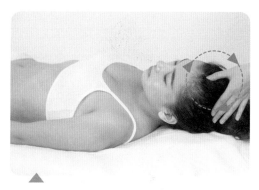

具体位置： 位于头部，攒竹穴直上入发际0.5寸，神庭穴与曲差穴连线之间。

穴位应用： 1. 按摩——以拇指指腹揉按穴位，每次左右各揉按1~3分钟。
2. 小儿针灸——平刺0.3~0.5寸。

攒竹穴 | 明目通络

疾病主治： 头痛、失眠、眉棱骨痛、目赤痛。

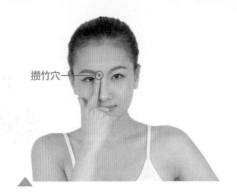

攒竹穴

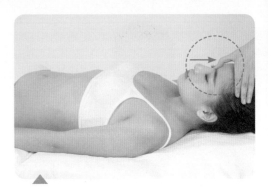

具体位置： 位于面部，眉头凹陷中，眶上切迹处。

穴位应用： 1. 按摩——用拇指指腹由下往上揉按穴位，每次左右各（或双侧同时）揉按1～3分钟。
2. 小儿针灸——禁灸。

疾病拓展： 失眠安眠。本病是指无法入睡或无法保持睡眠状态，即睡眠失常。失眠虽不属于危重疾病，但影响人们的日常生活。睡眠不足会导致状态不佳，生理节奏被打乱，继之引起人的疲劳感、全身不适、无精打采、反应迟缓、头痛、记忆力减退等症状。其穴位疗法如下：

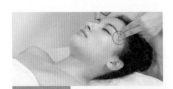

①**压丝竹空** 用食指、中指指腹按压面部当眉梢凹陷处。1～3分钟。

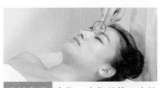

②**按印堂** 食指、中指并拢，点按额部，两眉头的正中处。1～2分钟。

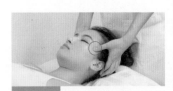

③**揉太阳** 用两手拇指指腹揉按眉梢与目外眦之间，向后约一横指的凹陷处。1～2分钟。

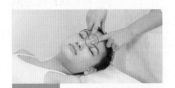

④**揉攒竹** 用双手食指指腹揉按面部，当眉头陷中，眶上切迹处。30～50次。

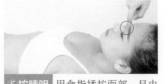

⑤**按睛明** 用食指按面部，目内眦角稍上方凹陷处。1～2分钟。

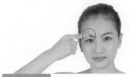

⑥**揉鱼腰** 用食指指腹揉按瞳孔直上，眉毛处。1～2分钟。

曲差穴 | 清热利窍

疾病主治： 头痛、鼻塞、鼽衄、目视不明等。

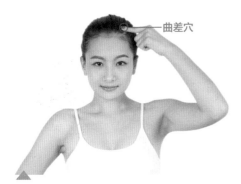

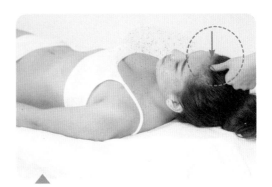

具体位置： 位于头部，前发际正中直上0.5寸，旁开1.5寸。

穴位应用： 1.按摩——以拇指指腹按压穴位，每次左右或双侧同时按压1～3分钟。

2.小儿针灸——平刺0.5～0.8寸。

五处穴 | 宁神通络

疾病主治： 头痛、小儿惊风、癫狂、目眩、视物不明。

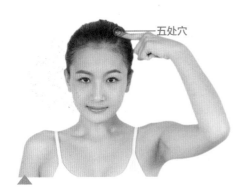

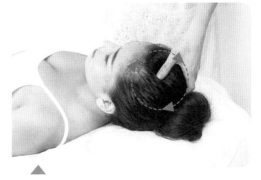

具体位置： 位于头部，当前发际正中直上1寸，旁开1.5寸。

穴位应用： 1.按摩——用拇指指腹按揉五处穴100～200次。

2.小儿针灸——平刺0.5～0.8寸。

承光穴 | 清热通窍

疾病主治： 头痛、目眩、鼻塞、视物不清、呕吐。

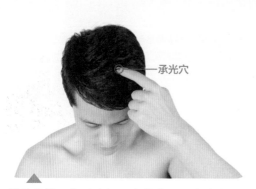

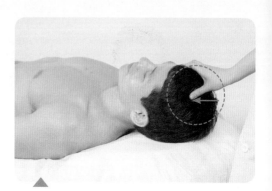

具体位置： 位于头部，当前发际正中直上2.5寸，旁开1.5寸。

穴位应用： 1. 按摩——以拇指指腹按压穴位，每次左右各按压1～3分钟。

2. 小儿针灸——平刺0.3～0.5寸。

通天穴 | 祛风止痛

疾病主治： 头痛、眩晕、鼻塞、面肿、瘿气、口眼㖞斜。

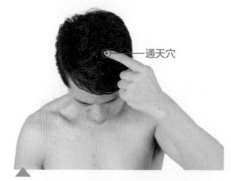

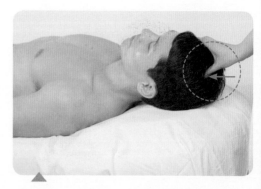

具体位置： 位于头部，当前发际正中线上4寸，旁开1.5寸。

穴位应用： 1. 按摩——以拇指指腹按压穴位，每次左右各按压1～3分钟。

2. 小儿针灸——平刺0.3～0.5寸。

络却穴 | 醒脑活络

疾病主治： 鼻塞、眩晕、癫狂。

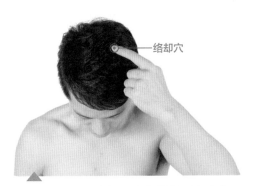

—络却穴

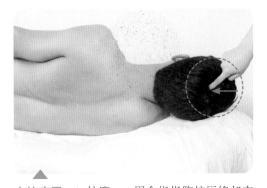

具体位置： 位于头部，当前发际正中直上5.5寸，旁开1.5寸。

穴位应用： 1. 按摩——用食指指腹按压络却穴3分钟，早晚各1次。

2. 小儿针灸——平刺0.3～0.5寸。

玉枕穴 | 通经明目

疾病主治： 头项疼痛、近视、鼻塞。

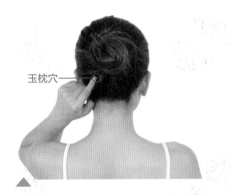

玉枕穴——

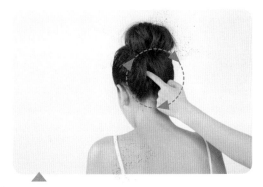

具体位置： 位于后头部，当后发际正中直上2.5寸，旁开1.3寸，平枕外隆凸上缘凹陷处。

穴位应用： 1. 按摩——用食指指腹按揉玉枕穴100～200次。

2. 小儿针灸——平刺0.3～0.5寸。

天柱穴 | 行气止痛

疾病主治：头痛、项强、鼻塞、肩背痛。

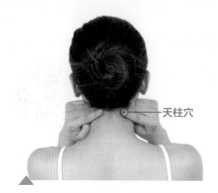

天柱穴

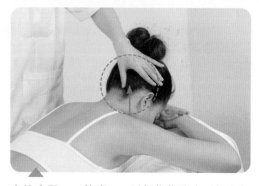

具体位置：位于项部，大筋（斜方肌）外缘之后发际凹陷中，约在后发际正中旁开1.3寸。

穴位应用：1. 按摩——以拇指指腹由下往上轻揉，每次1～3分钟。

2. 小儿针灸——直刺或者斜刺0.5～0.8寸，不可向上深刺。

疾病拓展：头晕目眩。眩晕与头晕有所相似，但本质不同。眩晕分为周围性眩晕和中枢性眩晕。中枢性眩晕是由脑组织、脑神经疾病引起，如高血压、动脉硬化等脑血管疾病。周围性眩晕发作时多伴有耳聋、耳鸣、恶心、呕吐、出冷汗等自主神经系统症状。其穴位疗法如下：

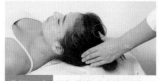

①揉百会 用拇指指腹揉按前发际正中直上5寸（两耳尖连线的中点处）。100～200次。

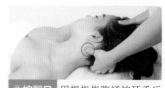

②按翳风 用拇指指腹揉按耳垂后方的乳突与下颌角之间的凹陷处。100～200次。

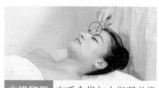

③推印堂 右手食指与中指紧并推揉额部两眉头中间。2～3分钟。

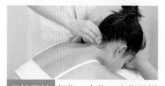

④按天柱 拇指、食指、中指呈钳形，捏揉后发际凹陷中，约后发际正中旁开1.3寸处。100～200次。

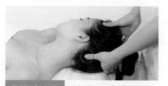

⑤揉头窍阴 用拇指指腹揉按天冲穴与完骨穴的中1/3与下1/3交点处。2～3分钟。

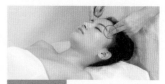

⑥压丝竹空 用食指、中指指腹按压两眉梢凹陷处，1～2分钟。

大杼穴 | 强筋止痛

疾病主治： 发热、咳嗽、项强、肩胛酸痛。

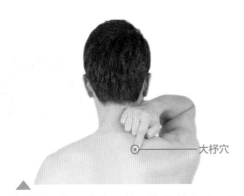

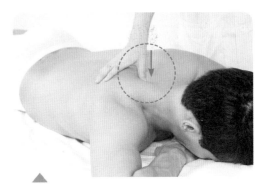

具体位置： 位于背部，第一胸椎棘突下，旁
开1.5寸。

穴位应用： 1.按摩——举手抬肘，用拇指指
腹揉按，每次左右各（或双侧同
时）揉按1～3分钟。

2.小儿针灸——斜刺0.5～0.8寸。

风门穴 | 宣肺理气

疾病主治： 发热、咳嗽、项强、肩胛酸痛。

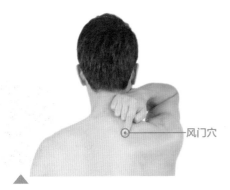

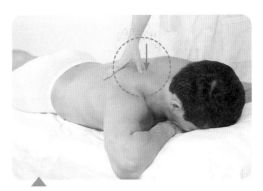

具体位置： 位于背部，第二胸椎棘突下，旁
开1.5寸。

穴位应用： 1.按摩——举手抬肘，用拇指指腹
揉按穴位，每次左右各（或双侧
同时）揉按1～3分钟。

2.小儿针灸——斜刺0.5～0.8寸。

肺俞穴 | 祛风调肺

疾病主治：咳嗽气喘、胸闷、背肌劳损。

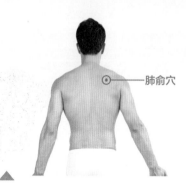

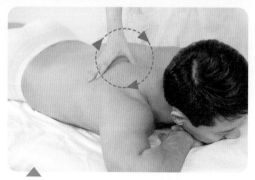

具体位置： 位于背部，第三胸椎棘突下，旁开1.5寸。

穴位应用： 1. 按摩——举手抬肘，用拇指指腹揉按穴位，每次左右各（或双侧同时）揉按1～3分钟。

2. 小儿针灸——斜刺0.5～0.8寸。

厥阴俞穴 | 除烦解闷

疾病主治：咳嗽、心痛、胸闷、呕吐、肩胛酸痛等。

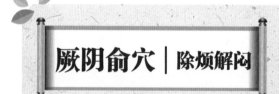

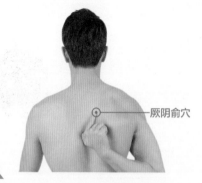

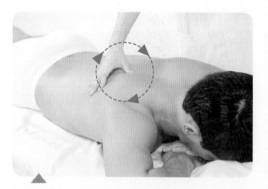

具体位置： 位于背部，第四胸椎棘突下，旁开1.5寸。

穴位应用： 1. 按摩——用拇指指腹按揉厥阴俞穴100～200次。

2. 小儿针灸——斜刺0.5～0.8寸。

心俞穴 | 理气通络

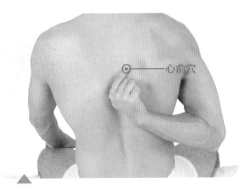

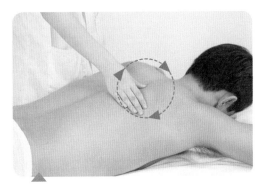

心俞穴

具体位置: 位于背部,第五胸椎棘突下,旁开1.5寸。

穴位应用: 1. 按摩——用拇指指腹按揉心俞穴100~200次。

2. 小儿针灸——斜刺 0.5 ~ 0.8 寸。

疾病拓展: 冠心病。本病是由冠状动脉发生硬化,导致心肌缺血的疾病,是中老年人心血管疾病中最常见的一种。在临床上冠心病主要特征为心绞痛、心律不齐、心肌梗死及心力衰竭等,主要症状有胸骨后呈压榨样、烧灼样疼痛。中医认为本病的发生主要是因"气滞血瘀"所致,与心、肝、脾、肾诸脏功能失调有关。其穴位疗法如下:

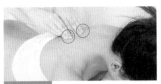

①揉神堂 双手的食指、中指、无名指紧并,揉第五胸椎棘突下旁开3寸处。50 次左右。

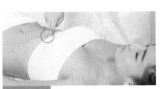

②揉巨阙 将食指、中指并拢,揉上腹部前正中线,脐中上6寸处。150 次。

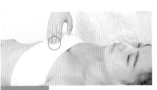

③揉膻中 将食指、中指、无名指并拢,揉按第四肋间,两乳头连线的中点。1 ~ 2 分钟。

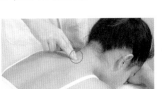

④按大椎 用食指、中指指腹按第七颈椎棘突下凹陷处。1 ~ 2 分钟。

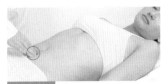

⑤揉气海 将食指、中指、无名指并拢,揉按腹部前正中线上,脐中下 1.5 寸处。3 ~ 5 分钟。

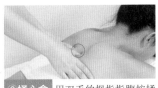

⑥揉心俞 用双手的拇指指腹按揉第五胸椎棘突下,旁开 1.5 寸处。3 ~ 5 分钟。

督俞穴 | 通脉理气

疾病主治: 心痛、冠心病、咳嗽、咯血、脾胃病。

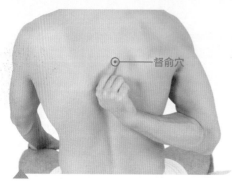

督俞穴

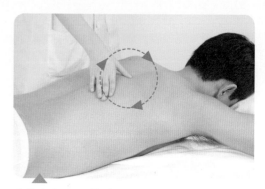

具体位置: 位于背部,当第六胸椎棘突下,旁开1.5寸。

穴位应用: 1. 按摩——用拇指按揉督俞穴100～200次。

2. 小儿针灸——斜刺0.5～0.8寸。

膈俞穴 | 养血和营

疾病主治: 呕吐、气喘、咳嗽、盗汗。

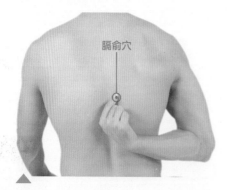

膈俞穴

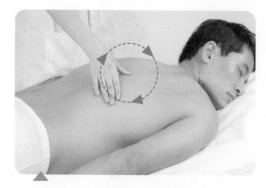

具体位置: 位于背部,第七胸椎棘突下,旁开1.5寸。

穴位应用: 1. 按摩——用拇指按揉膈俞穴,100～200次。

2. 小儿针灸——斜刺0.5～0.8寸。

肝俞穴 | 疏肝止痉

疾病主治：胸胁痛、肝炎、目视不明。

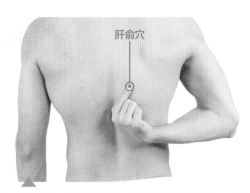

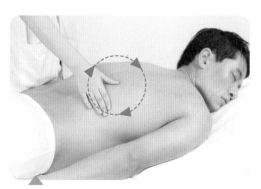

具体位置：位于背部，第九胸椎棘突下，旁开1.5寸。

穴位应用：1. 按摩——用拇指按揉肝俞穴，100～200次。

2. 小儿针灸——斜刺0.5～0.8寸。

胆俞穴 | 疏肝化湿

疾病主治：胸胁痛、口苦、黄疸。

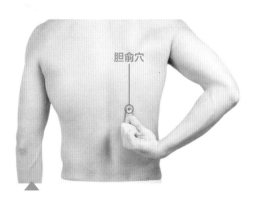

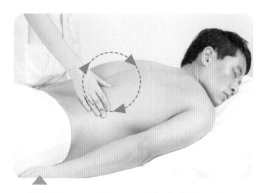

具体位置：位于背部，第十胸椎棘突下，旁开1.5寸。

穴位应用：1. 按摩——用拇指按揉胆俞穴，100～200次。

2. 小儿针灸——斜刺0.5～0.8寸。

脾俞穴 | 健脾利湿

疾病主治： 胃脘胀痛、消化不良、小儿慢脾惊。

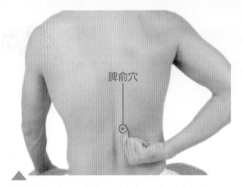

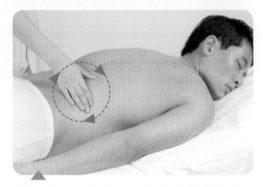

具体位置： 位于背部，第十一胸椎棘突下，旁开1.5寸。

穴位应用： 1. 按摩——用拇指按揉脾俞穴，100～200次。

2. 小儿针灸——斜刺0.5～0.8寸。

疾病拓展： 小儿湿疹。本病是一种变态反应性皮肤病，即平常说的过敏性皮肤病，主要是对食入物、吸入物或接触物不耐受或过敏所致。患有湿疹的孩子起初皮肤发红，出现皮疹，继之皮肤粗糙、脱屑，抚摸孩子的皮肤如同触摸在砂纸上一样。其穴位疗法如下：

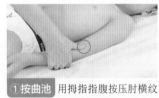

①按曲池 用拇指指腹按压肘横纹外侧端，尺泽穴与肱骨外上髁连线中点。100次左右。

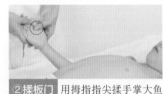

②揉板门 用拇指指尖揉手掌大鱼际表面。100～300次。

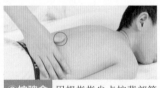

③按脾俞 用拇指指尖点按背部第十一胸椎棘突下，旁开1.5寸。50～100次。

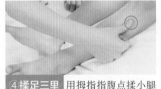

④揉足三里 用拇指指腹点揉小腿前外侧，距胫骨前缘一横指处。50～100次。

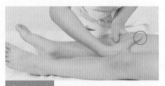

⑤揉血海 用拇指揉大腿内侧，股四头肌内侧头的隆起处。50～100次。

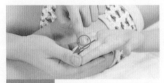

⑥清肺经 用食指指尖自无名指掌面末节指纹向指尖方向推。100～500次。

胃俞穴 | 和胃降逆

疾病主治：胃病、小儿呕吐、消化不良。

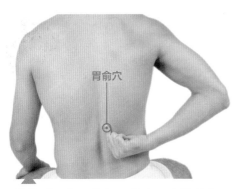

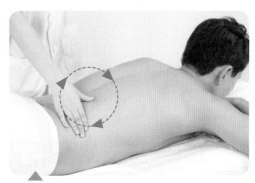

具体位置：位于背部，第十二胸椎棘突下，旁开1.5寸。

穴位应用：1. 按摩——用拇指按揉胃俞穴，100～200次，能够有效缓解胃部疾病。

2. 小儿针灸——斜刺0.5～0.8寸。

肾俞穴 | 益肾助阳

疾病主治：肾虚、腰痛、遗精、月经不调。

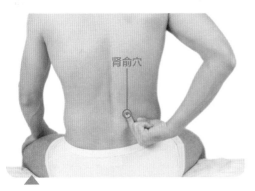

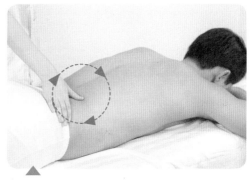

具体位置：位于腰部，第二腰椎棘突下，旁开1.5寸。

穴位应用：1. 按摩——用拇指按揉肾俞穴，100～200次，能够缓解肾部疾病。

2. 小儿针灸——直刺0.5～1寸。

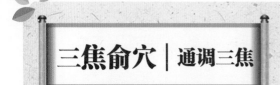

三焦俞穴 | 通调三焦

疾病主治： 肠鸣、腹胀、呕吐、腰背强痛。

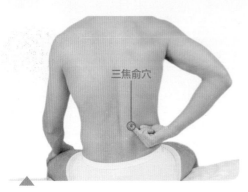

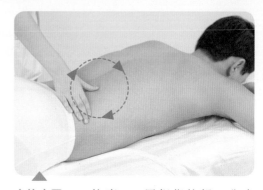

具体位置： 位于腰部，第一腰椎棘突下，旁开1.5寸。

穴位应用： 1. 按摩——用拇指按揉三焦俞穴，100～200次。

2. 小儿针灸——直刺0.5～1寸。

疾病拓展： 坐骨神经痛。本病是指坐骨神经病变，沿坐骨神经通路即腰、臀部、大腿后、小腿后外侧和足外侧发生的疼痛症状群，呈烧灼样或刀刺样疼痛，夜间痛感加重。典型表现为一侧腰部、臀部疼痛，并向大腿后侧、小腿后外侧延展。咳嗽、活动下肢、弯腰、排便时疼痛加重。日久，患侧下肢会出现肌肉萎缩，或出现跛行。

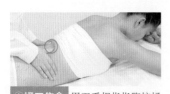

①揉三焦俞 用双手拇指指腹按揉第一腰椎棘突下，旁开1.5寸处。3～5分钟。

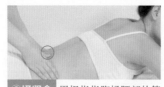

②揉肾俞 用拇指指腹揉腰部的第二腰椎棘突下，旁开1.5寸。2～3分钟。

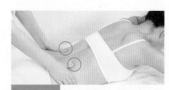

③揉志室 用双手拇指指腹揉按腰部第二腰椎棘突下，旁开3寸。2～3分钟。

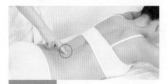

④按命门 用食指、中指指腹按压腰部后正中线上，第二腰椎棘突下凹陷中。2～3分钟。

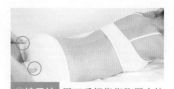

⑤按承扶 用双手拇指指腹用力按压大腿后面，臀下横纹的中点。3～5分钟。

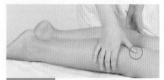

⑥压委中 用双手拇指指腹轻按股二头肌肌腱与半腱肌肌腱的中间。3～5分钟。

气海俞穴 | 壮阳止痛

疾病主治：腰痛。

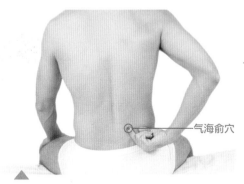

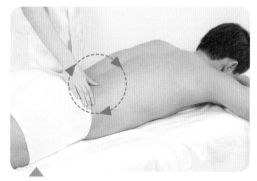

具体位置：位于腰部，第三腰椎棘突下，旁开1.5寸。

穴位应用：1. 按摩——用拇指指腹按揉气海俞穴100～200次。

2. 小儿针灸——直刺0.5～1寸。

膀胱俞穴 | 清热通便

疾病主治：遗尿、癃闭、遗精、阳痿、泄泻、便秘、阴部肿痛、腰腿痛等。

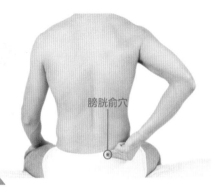

膀胱俞穴

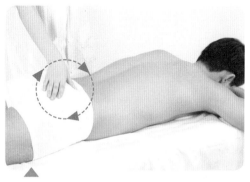

具体位置：位于骶部，骶正中嵴旁1.5寸，平第二骶后孔。

穴位应用：1. 按摩——用拇指按揉膀胱俞穴100～200次。

2. 小儿针灸——直刺或者斜刺0.8～1.2寸。

关元俞穴 | 温肾壮阳

疾病主治: 腰痛、泄泻。

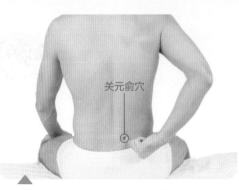

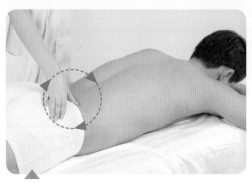

具体位置: 位于腰部,第五腰椎棘突下,旁开1.5寸。

穴位应用: 1. 按摩——每天用拇指按揉关元俞穴100~200次。

2. 小儿针灸——直刺0.8~1.2寸。

小肠俞穴 | 通淋利尿

疾病主治: 泄泻、遗尿、遗精、痢疾、消渴、带下、癃闭、淋病。

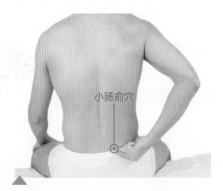

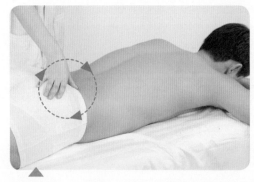

具体位置: 位于骶部,骶正中嵴旁1.5寸,平第一骶后孔。

穴位应用: 1. 按摩——每天用拇指按揉小肠俞穴100~200次。

2. 小儿针灸——直刺或者斜刺0.8~1.2寸;可艾灸(3~6壮)。

大肠俞穴 | 理气和胃

疾病主治：腰腿痛、腰肌劳损、肠炎。

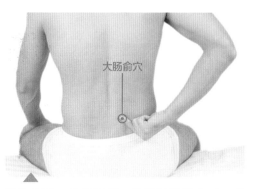

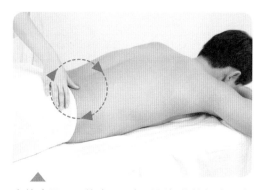

具体位置：位于腰部，第四腰椎棘突下，旁开1.5寸。

穴位应用：1. 按摩——每天用拇指按揉大肠俞穴100～200次。

2. 小儿针灸——直刺0.8～1.2寸。

疾病拓展：急性腰扭伤。本病是由于腰部的肌肉、筋膜、韧带等部分软组织突然受到外力的作用过度牵拉所引起的急性损伤，主要原因有肢体姿势不正确、动作不协调、用力过猛、活动时无准备、活动范围大等。临床表现有：伤后立即出现剧烈疼痛，腰部无力，疼痛为持续性的，严重者可造成关节突骨折和隐性脊椎裂等疾病。其穴位疗法如下：

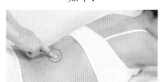

①揉肾俞 食指、中指紧并，揉按当第二腰椎棘突下，旁开1.5寸处。100～200次。

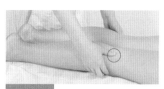

②揉委中 用双手拇指指腹揉按股二头肌肌腱与半腱肌肌腱的中间处。100～200次。

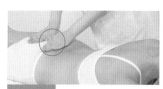

③揉八髎 用双手手掌揉按第一、二、三、四骶后孔（合称"八髎"）处。100～200次。

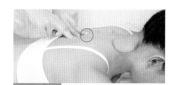

④揉夹脊 用双手食指、中指指腹揉按第一胸椎至第五腰椎棘突两侧，旁开0.5寸处。1～3分钟。

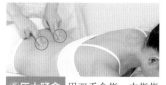

⑤压大肠俞 用双手食指、中指端按压腰部第四腰椎棘突下，旁开1.5寸处。100～200次。

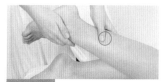

⑥揉跗阳 用拇指指腹揉按小腿后区，外踝后，昆仑穴直上3寸处。100～200次。

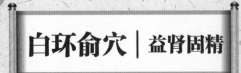

白环俞穴 | 益肾固精

疾病主治： 月经不调、崩漏、带下、疝气、癃闭、便秘、腰骶痛等。

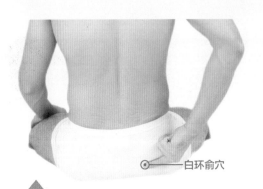

白环俞穴

具体位置： 位于骶部，骶正中嵴旁1.5寸，平第四骶后孔。

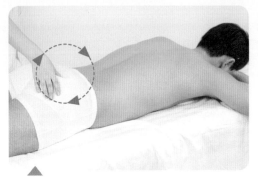

穴位应用： 1. 按摩——每天用拇指指腹按揉白环俞穴100~200次。

2. 小儿针灸——直刺1~1.5寸。

会阳穴 | 清热利湿

疾病主治： 泄泻、痢疾、便血、痔疮、淋病、阳痿、经期腰痛。

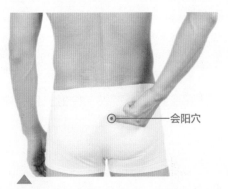

会阳穴

具体位置： 位于骶部，尾骨端旁开0.5寸。

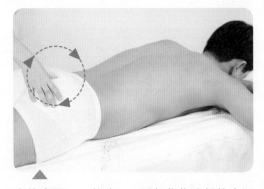

穴位应用： 1. 按摩——用拇指指腹揉按会阳穴，每次左右各揉按1~3分钟。

2. 小儿针灸——直刺1~1.5寸。

八髎穴 | 调经壮阳

疾病主治： 腰腿痛、泌尿生殖系统疾患。

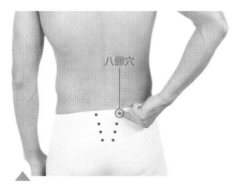

八髎穴

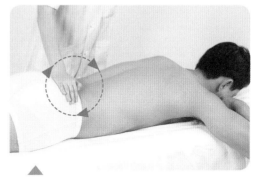

具体位置： 位于骶部，实为上髎、次髎、中髎、下髎，左右共8个穴位，分别在第一、二、三、四骶后孔处。

穴位应用： 1. 按摩——每天用手掌根部按揉八髎穴100～200次，能有效缓解泌尿系统疾病。

2. 小儿针灸——直刺1～1.5寸。

疾病拓展： 阴囊潮湿。本病是指由于脾虚肾虚、药物过敏、缺乏维生素、真菌滋生等原因引起的男性阴囊糜烂、潮湿、瘙痒等症状，是一种男性特有的皮肤病，可分为急性期、亚急性期、慢性期三个过程。阴囊潮湿的原因比较复杂，有内部因素，也有外部因素。中医认为，风邪、湿邪、热邪、血虚、虫淫等为致病的主要原因。除药物治疗外，其穴位疗法如下：

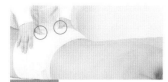

①按秩边 用双手拇指指指腹按揉臀部第四骶后孔处，骶正中嵴旁开3寸处。100～300次。

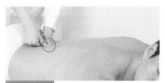

②按命门 用双手拇指指指腹按压腰部后正中线上，第二腰椎棘突下凹陷处。100～300次。

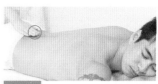

③八髎 用手掌大小鱼际推擦骶椎第一、二、三、四骶后孔处。3～5分钟。

承扶穴 | 通便活络

疾病主治: 腰腿疼痛、下肢痿痹、痔疮出血、小便不利、大便秘结等。

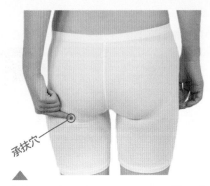

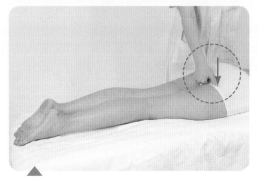

具体位置: 位于大腿后面,臀下横纹的中点。

穴位应用: 1. 按摩——用拇指指腹向下按揉,每次左右各(或双侧同时)按揉1～3分钟。

2. 小儿针灸——直刺1～2寸。

疾病拓展: 中风后遗症。本病是以突然口眼㖞斜、言语含糊不清、肢体出现运动障碍、半身不遂、不省人事为特征的一类疾病。临床实践证明:中医经络穴位疗法对中风后遗症患者有很好的疗效,可有效改善口眼㖞斜、偏瘫等症状。由于此病情况复杂,所牵涉的穴位较一般疾病多,下面我们只列出腰臀部的穴位疗法:

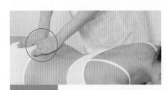

①揉八髎 用双手手掌揉按第一、二、三、四骶后孔(合称"八髎")处。3～5分钟。

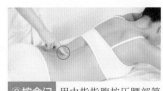

②按命门 用中指指腹按压腰部第二腰椎棘突下凹陷处。50～100次。

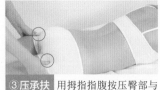

③压承扶 用拇指指腹按压臀部与大腿交接处。1～3分钟。

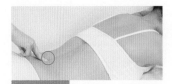

④压腰阳关 用食指、中指指腹按压腰部第四腰椎棘下凹陷处。50～100次。

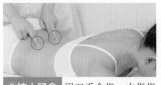

⑤按大肠俞 用双手食指、中指指腹按压腰部第四腰椎棘突下,旁开1.5寸处。50～100次。

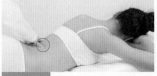

⑥按肾俞 用拇指指腹点按腰部第二腰椎棘突下,旁开1.5寸处。10～30次。

殷门穴 | 舒经活络

疾病主治：坐骨神经痛、下肢瘫痪、小便不利等。

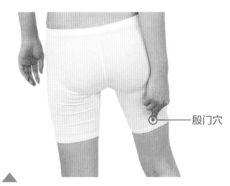

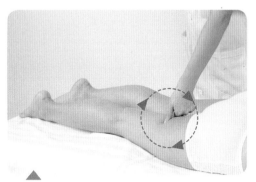

具体位置：位于大腿后面，臀下横纹的中点，承扶穴下6寸处。

穴位应用：1. 按摩——用拇指或并拢中指、食指，用指腹揉按该穴，每次左右各揉按1～3分钟。

2. 小儿针灸——直刺1～2寸。

浮郄穴 | 和胃理气

疾病主治：呕吐、泄泻、臀股麻木、腘筋挛急、大便秘结、小便热赤。

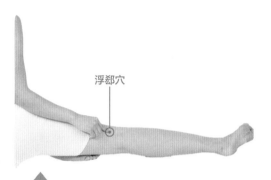

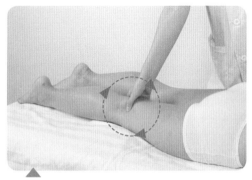

具体位置：位于腘横纹外侧端，委阳穴上1寸，股二头肌肌腱的内侧。

穴位应用：1. 按摩——用拇指按揉浮郄穴100～200次。

2. 小儿针灸——直刺1～1.5寸。

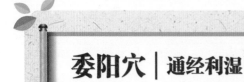

疾病主治：腰强痛、小腹胀痛、小便不利、腿足挛痛。

委阳穴

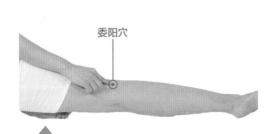

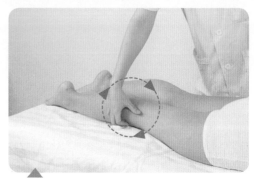

具体位置：位于腘横纹外侧端，股二头肌肌腱的内侧。

穴位应用：1. 按摩——每天用拇指指腹按揉委阳穴100～200次。

2. 小儿针灸——直刺 1～1.5 寸。

合阳穴 | 舒筋强腰

疾病主治：腹痛、便秘、小腿疼痛、腰背痛。

合阳穴

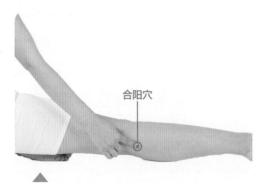

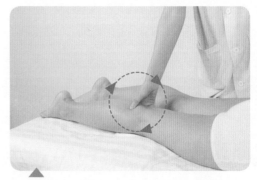

具体位置：位于小腿后面，当委中穴与承山穴的连线上，委中下2寸。

穴位应用：1. 按摩——每天用拇指指腹按揉合阳穴100～200次。

2. 小儿针灸——直刺 1～2 寸。

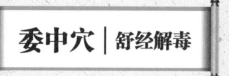

委中穴｜舒经解毒

疾病主治： 腰痛、膝关节屈伸不利、半身不遂。

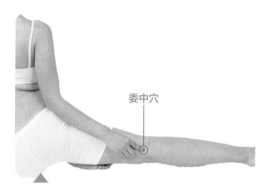

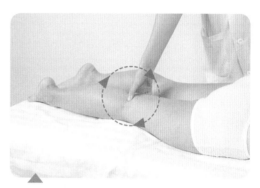

具体位置： 位于腘横纹中点，股二头肌肌腱与半腱肌肌腱的中间。

穴位应用： 1. 按摩——用拇指指腹用力向内揉按，每次1～3分钟。

2. 小儿针灸——直刺1～1.5寸；禁灸。

疾病拓展： 风湿性关节炎。本病是一种急性或慢性结缔组织性炎症。多以急性发热及关节疼痛起病，好发于膝、踝、肩、肘、腕等大关节部位，其引起的疼痛游走不定，可由一个关节转移到另一个关节。风湿性关节炎的致病因素较为复杂，目前也尚无定论，最常见的病因主要是自身免疫系统病变以及遗传因素。对于关节类疾病，穴位疗法有特殊作用，具体如下：

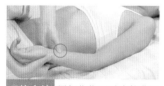

①掐内关 用拇指指甲垂直掐曲泽穴与大陵穴连线上，腕横纹上2寸处。1～3分钟。

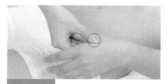

②按合谷 用拇指指腹按第一、二掌骨间（第二掌骨桡侧的中点处）。1～2分钟。

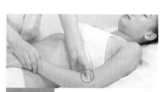

③压曲池 用食指指腹按压肘横纹外侧端，尺泽穴与肱骨外上髁连线中点处。1～3分钟。

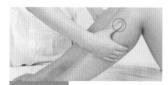

④按足三里 用拇指指腹揉按小腿前外侧，犊鼻穴下3寸处。3分钟左右。

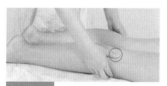

⑤揉委中 用拇指指腹揉按股二头肌肌腱与半腱肌肌腱中间点。30～40次。

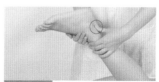

⑥推昆仑 用拇指指腹推外踝尖与跟腱之间的凹陷处。1～3分钟。

承筋穴 | 舒经活络

疾病主治： 腰背疼痛、霍乱转筋、足跟痛、大便难、痔疮、脱肛、头痛。

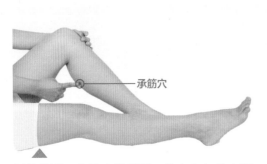

承筋穴

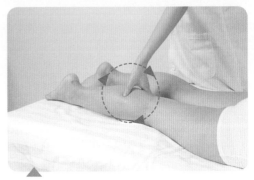

具体位置： 位于小腿后面，委中穴与承山穴的连线上，腓肠肌肌腹中央，委中穴下5寸。

穴位应用： 1. 按摩——用手轻握小腿侧部，拇指在小腿后，其余四指在腿侧，以拇指指腹揉按，1～3分钟。

2. 小儿针灸——直刺1～1.5寸。

承山穴 | 理气活络

疾病主治： 腰腿痛、腓肠肌痉挛。

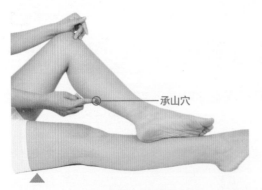

承山穴

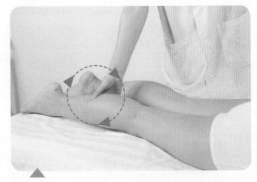

具体位置： 位于小腿后面正中，委中穴与昆仑穴之间，伸直小腿或足跟上提时腓肠肌肌腹下出现尖角凹陷处。

穴位应用： 按摩——用除拇指外的其余四指轻握小腿，拇指指腹揉按穴位，每次左右各揉按1～3分钟。

飞扬穴 | 清热活络

疾病主治：头痛、腰背痛、腿软无力。

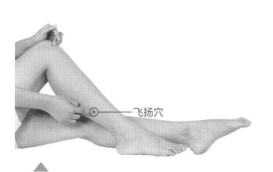

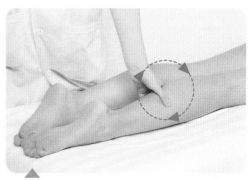

具体位置：位于小腿后面，外踝后，昆仑穴直上7寸，承山穴外下方1寸处。

穴位应用：1.按摩——以拇指（或用食指、中指）指腹揉按穴位，每次左右各揉按1～3分钟。

2.小儿针灸——直刺1～1.5寸。

跗阳穴 | 舒经退热

疾病主治：头痛、腰骶痛、外踝肿痛、下肢瘫痪。

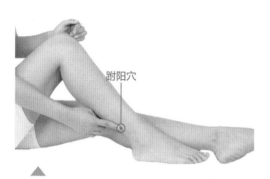

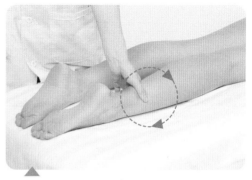

具体位置：位于小腿后面，外踝后，昆仑穴直上3寸。

穴位应用：1.按摩——用拇指按揉跗阳穴，100～200次。

2.小儿针灸——直刺0.8～1.2寸。

昆仑穴 | 安神活络

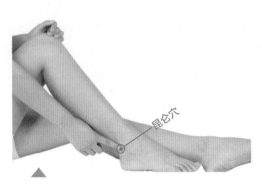

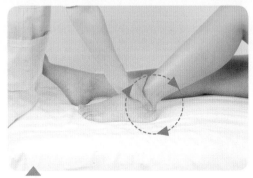

具体位置： 位于足部外踝后方，外踝尖与跟腱之间凹陷处。

穴位应用： 1. 按摩——用拇指指腹揉按，每次左右各（或双侧同时）揉按1～3分钟。

2. 小儿针灸——直刺0.5～0.8寸。

疾病拓展： 早泄。本病是指性交时间极短，或阴茎插入阴道就射精，随后阴茎即疲软，不能正常进行性交的一种病症，是一种最常见的男性性功能障碍。中医认为本病多由于房劳过度或频繁手淫，导致肾精亏耗，肾阴不足，或体虚羸弱，虚损遗精日久，肾气不固，导致肾阴阳俱虚所致。其穴位疗法如下：

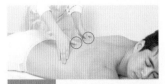

①按心俞 用双手拇指指腹推按背部当第五胸椎棘突下，旁开1.5寸处。3～5分钟。

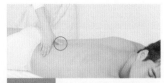

②揉命门 用拇指指腹压揉腰部，当后正中线上，第二腰椎棘突下凹陷处。300次左右。

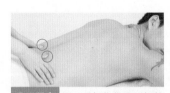

③压肾俞 用双手拇指指腹压揉第二腰椎棘突下，旁开1.5寸处。3～5分钟。

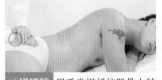

④揉环跳 用手掌根揉按股骨大转子最凸点与骶管裂孔连线的外1/3与中1/3交点处。1～2分钟。

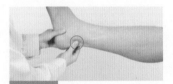

⑤掐昆仑 拇指、食指、中指呈钳形，掐按外踝尖与跟腱之间的凹陷处。5～10分钟。

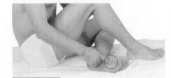

⑥按涌泉 用拇指指腹点按第二、第三趾缝纹头端与足跟连线的前1/3处。5～10分钟。

仆参穴 | 舒筋养脉

疾病主治： 耳聋、耳鸣、口眼㖞斜、心悸、腰背痛、足跟肿痛等。

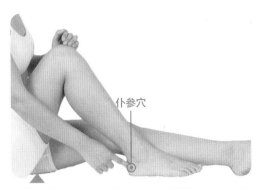

具体位置： 位于足外侧部，外踝后下方，昆仑穴直下，跟骨外侧，赤白肉际处。

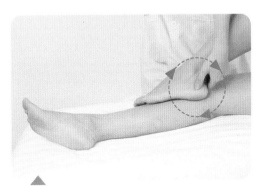

穴位应用： 1. 按摩——用拇指指腹按揉仆参穴100～200次。

2. 小儿针灸——直刺0.3～0.5寸。

申脉穴 | 清热利腰

疾病主治： 癫狂、腰腿疼痛。

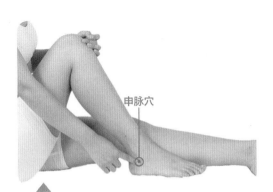

具体位置： 位于足外侧部，外踝直下方凹陷中。

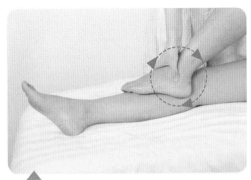

穴位应用： 1. 按摩——以拇指指腹揉按穴位，每次左右各揉按1～3分钟。

2. 小儿针灸——直刺0.3～0.5寸。

金门穴 | 醒神活络

疾病主治：癫痫、腰痛、外踝痛、下肢麻痹。

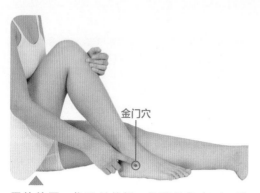

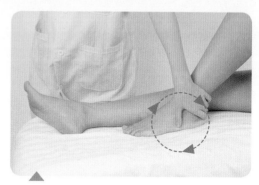

具体位置：位于足外侧，外踝前缘直下，骰骨下缘凹陷处。

穴位应用：1. 按摩——用拇指按揉金门穴100～200次。

2. 小儿针灸——直刺0.3～0.5寸。

京骨穴 | 祛风止痛

疾病主治：癫痫、头痛、项强、腰腿痛、膝痛足挛。

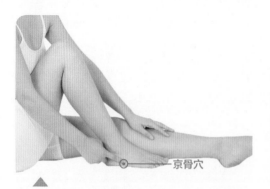

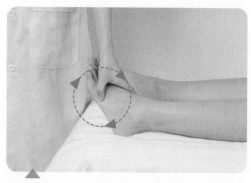

具体位置：位于足外侧，第五跖骨粗隆下方，赤白肉际处。

穴位应用：1. 按摩——每天坚持按揉京骨穴100～200次。

2. 小儿针灸——直刺0.3～0.5寸。

束骨穴 | 明目平肝

疾病主治：头痛、目眩、耳鸣、痔疮、足部肿痛。

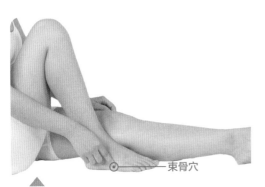

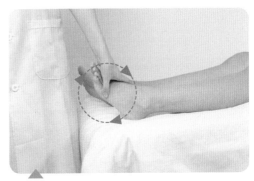

具体位置：位于足外侧，足小趾本节的后方下缘，赤白肉际处。

穴位应用：1. 按摩——用拇指指腹按揉束骨穴100～200次。

2. 小儿针灸——直刺0.3～0.5寸。

足通谷穴 | 驱寒安神

疾病主治：舌肿、目赤、热病汗不出、颈项强痛、腰膝酸痛、癫狂、疝气等。

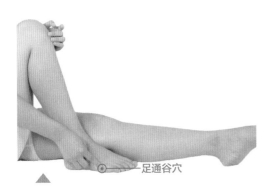

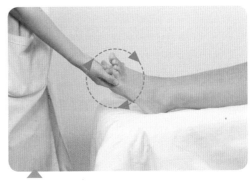

具体位置：位于足外侧，足小趾本节（第五跖趾关节）的前方，赤白肉际处。

穴位应用：1. 按摩——用拇指指腹按揉足通谷穴100～200次。

2. 小儿针灸——直刺0.2～0.3寸。

至阴穴 | 正胎催产

疾病主治： 鼻衄、耳鸣、耳聋、项背疼痛、胸胁痛。

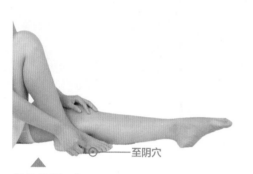

—至阴穴

具体位置： 位于足小趾末节外侧，距趾甲角0.1寸（指寸）。

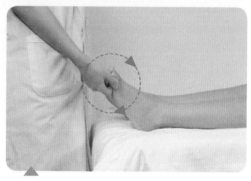

穴位应用： 1. 按摩——用拇指指甲垂直下压掐按穴位，每次左右各（或双侧同时）掐按1～3分钟。
2. 小儿针灸——浅刺0.1寸。

穴位详解： 在妇科疾病中，至阴穴是一个重要的穴位。在中国古代，妇女生育是一件异常危险的事，因为当时既没有现代医疗设备，也没有先进的医疗技术，就连正常怀孕生产的女性都有可能因为感染等各种原因导致死亡，更何况异位妊娠。因此，中国古代的医家们发现，在女性怀孕第二周到第四周

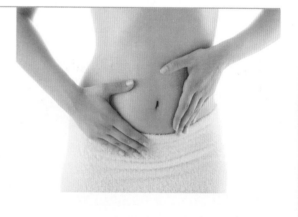

时，针对至阴穴进行针灸，持续治疗4周以上，就能够有效地纠正胎位，使异常的胎位转变为正常胎位。同时，经常按摩或者灸治至阴穴，对女性月经不调、崩漏、带下、痛经、更年期综合征、乳痈、乳癖等症状，也具有治疗和改善作用。

至，极的意思；阴，寒、水的意思。"至阴"的意思是指人体内膀胱经的寒湿水汽由此外输体表。此穴中物质是来自体内膀胱经的寒湿水汽，位于人体最下部，是人体寒湿水汽到达的极寒之地。

足太阳膀胱经的分支

穴位名称	具体位置
附分穴	位于背部，当第二胸椎棘突下，旁开 3 寸
魄户穴	位于背部，当第三胸椎棘突下，旁开 3 寸
膏肓穴	位于背部，当第四胸椎棘突下，旁开 3 寸
神堂穴	位于背部，当第五胸椎棘突下，旁开 3 寸
譩譆穴	位于背部，当第六胸椎棘突下，旁开 3 寸
膈关穴	位于背部，当第七胸椎棘突下，旁开 3 寸
魂门穴	位于背部，当第九胸椎棘突下，旁开 3 寸
阳纲穴	位于背部，当第十胸椎棘突下，旁开 3 寸
意舍穴	位于背部，当第十一胸椎棘突下，旁开 3 寸
胃仓穴	位于背部，当第十二胸椎棘突下，旁开 3 寸
肓门穴	位于腰部，当第一腰椎棘突下，旁开 3 寸
至室穴	位于腰部，当第二腰椎棘突下，旁开 3 寸
胞肓穴	位于臀部，平第二骶后孔，骶正中嵴旁开 3 寸

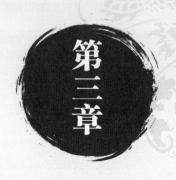

第三章

任督二脉

阴经、阳经的统师——

对于任督二脉，其实我们并不陌生，无论是从武侠电视剧里，还是在书刊网站上，我们或多或少都对它们有一定的了解。不过，大部分人所谓的了解仅仅限于这两条经脉的功效和作用，至于它们是如何组成的，为什么能够起到这些作用，相信很多人并不清楚。本章节将以简练的文字和真实的图片对这些问题进行较为详细的讲解，让大家对神秘的任督二脉有一个全面的认识。

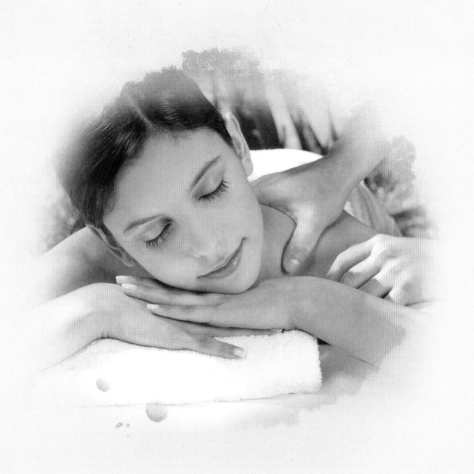

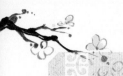

阳脉之海——督脉及其常用腧穴

凶会穴 前顶穴
上星穴 百会穴
神庭穴 后顶穴
印堂穴 强间穴
素髎穴 脑户穴
水沟（人中）穴 风府穴
哑门穴
兑端穴

· 龈交穴

百会穴
后顶穴
强间穴
脑户穴
风府穴 哑门穴

陶道穴 大椎穴
身柱穴
神道穴
灵台穴
至阳穴
筋缩穴
中枢穴
脊中穴
悬枢穴
命门穴
腰阳关穴
腰俞穴
长强穴

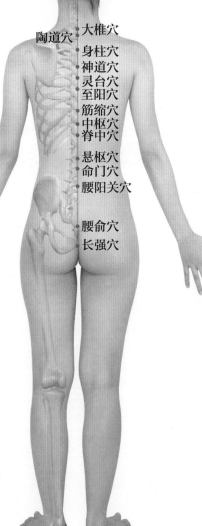

基本概念：

督脉起于长强穴，出会阴部，沿脊柱上行，经项后部至风府穴，进入脑内，沿头部正中线，上行至巅顶百会穴，经前额下行鼻柱至鼻尖的素髎穴，过人中，至上齿正中的龈交穴。另一分支，上至前额，于颠顶入脑，再出下项，沿肩胛骨内，脊柱两旁，到达腰中，最后进入脊柱两侧与肾脏相联络。督脉是奇经八脉之一，总领全身阳脉，具有调节全身阳经气血的作用。

功能主治：

主治生殖系统疾病，尤其是男性生殖机能。常见病有头痛重、项强、眩晕、癫痫、痔疮等。

保养建议：

督脉保养没有具体的时间，可随时进行。用按摩或者艾灸的方法适当刺激命门、腰阳关等穴位，每次10～15分钟，可以对督脉起到很好的保养作用，能提升人体阳气，增强抵抗力。

长强穴 | 通淋止痉

疾病主治： 腹泻、便秘、脱肛。

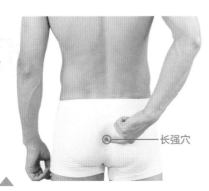

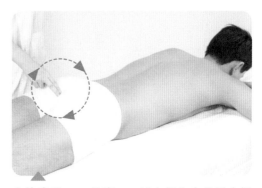

具体位置： 位于尾骨端下0.5寸，尾骨端与肛门连线的中点处。

穴位应用： 1. 按摩——以中指和食指用力揉按穴位，每次1～3分钟。

2. 小儿针灸——针尖向上与骶骨平行刺入0.5～1寸；禁灸。

腰俞穴 | 强筋清热

疾病主治： 带下赤白、遗尿、癃闭、尿路感染、泄泻、便血、痔疾等。

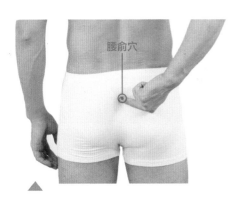

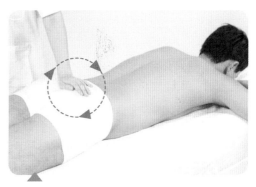

具体位置： 位于骶部，后正中线上，正对骶管裂孔。

穴位应用： 1. 按摩——用手掌根部揉按腰俞穴3分钟，每天坚持。

2. 小儿针灸——向上斜刺0.5～1寸；可艾灸。

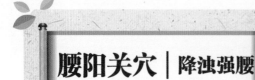

腰阳关穴 | 降浊强腰

疾病主治： 腰脊疼痛。

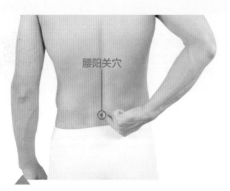

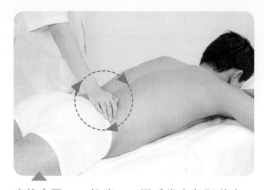

具体位置： 位于腰部，后正中线上，第四腰椎棘突下凹陷中。

穴位应用： 1. 按摩——用手掌大鱼际着力，揉按腰阳关穴2～3分钟。

2. 小儿针灸——直刺0.5～1寸；可艾灸。

疾病拓展： 腰酸背痛。本病是指脊柱骨和关节及其周围软组织等病变的一种症状。常用以形容劳累过度。日间劳累加重，休息后可减轻，日积月累，可使肌纤维变性，甚而少量撕裂，形成疤痕或纤维索条，遗留长期慢性腰背痛。中医可认为本病因感受寒湿、气滞血瘀、肾亏体虚或跌仆外伤所致。其穴位疗法如下：

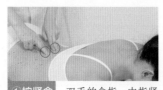

①**按肾俞** 双手的食指、中指紧并，揉按第二腰椎棘突下，旁开1.5寸处。1～3分钟。

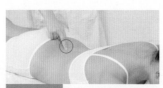

②**揉腰阳关** 食指、中指紧并，揉按第四腰椎棘突下凹陷处。2～3分钟。

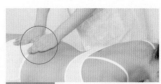

③**摩八髎** 用双手手掌摩揉第一、二、三、四骶后孔（合称"八髎"）处，3～5分钟。

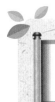

命门穴 | 补肾壮阳

疾病主治： 腰脊疼痛。

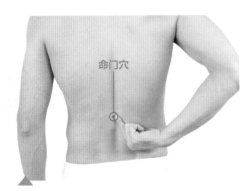

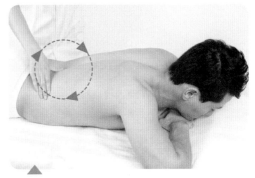

具体位置： 位于腰部，后正中线上，第二腰椎棘突下凹陷中。

穴位应用： 1. 按摩——用拇指指腹出力揉按穴位，每次左右手各揉按 3 ~ 5 分钟，先左后右。
2. 小儿针灸——直刺 0.5 ~ 1 寸。

疾病拓展： 产后腹痛。本病是指女性分娩后下腹部疼痛，是属于分娩后的一种正常现象，一般疼痛 2 ~ 3 天，而后疼痛自然会消失，多则一周以内消失。若超过一周连续腹痛，伴有恶露量增多，有血块、臭味等，预示为盆腔内有炎症。产后腹痛以小腹部疼痛最为常见。产后饮食宜清淡，根据自己的身体状况适当地运动。除上述方法外，穴位疗法也可以起到很好的作用，其疗法如下：

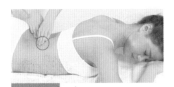

①**按命门** 食指、中指、无名指紧并，揉按腰部后正中线上，第二腰椎棘突下凹陷处。1 ~ 3 分钟。

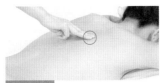

②**按膈俞** 食指、中指紧并，揉按背部，第七胸椎棘突下，旁开 1.5 寸处。50 ~ 100 次。

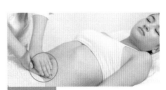

③**揉气海** 两手掌叠加搓揉腹部，前正中线上，当脐中下 1.5 寸处。1 ~ 3 分钟。

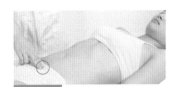

④**按关元** 用食指、中指指腹点按腹部前正中线上，当脐中下 3 寸处。1 ~ 3 分钟。

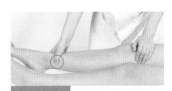

⑤**掐三阴交** 用拇指指尖掐按小腿内侧，当足内踝尖上 3 寸处（胫骨内侧缘后方）。3 ~ 5 分钟。

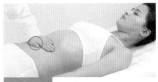

⑥**摩神阙** 用手掌摩腹中部，脐中央处。1 ~ 3 分钟。

悬枢穴 | 助阳健脾

疾病主治: 脾胃虚弱、胃痛、腹胀、腹痛、水谷不化、泄泻、痢疾等。

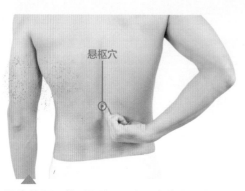

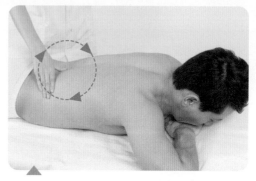

具体位置: 位于腰部,后正中线上,第一腰椎棘突下凹陷中。

穴位应用: 1. 按摩——揉按悬枢穴 2 ~ 3 分钟,长期按摩,可防治腰部疾病。
2. 小儿针灸——直刺 0.5 ~ 1 寸;可艾灸。

脊中穴 | 健脾益气

疾病主治: 黄疸、癫狂、惊痫、泄泻、脱肛、腰背痛等。

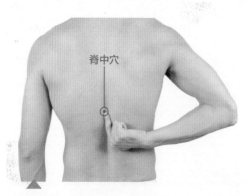

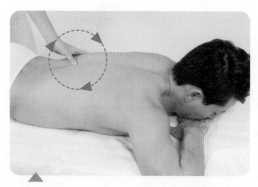

具体位置: 位于背部,后正中线上,第十一胸椎棘突下凹陷中。

穴位应用: 1. 按摩——用拇指指腹揉按脊中穴 2 ~ 3 分钟。
2. 小儿针灸——向上斜刺 0.5 ~ 1 寸;可艾灸。

中枢穴 | 健脾止痛

疾病主治: 胃痛、腹胀、食积、呕吐、黄疸、腰痛、脊强等。

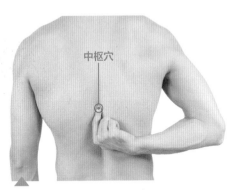

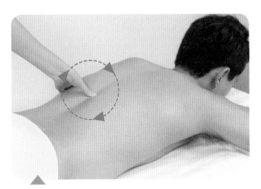

具体位置: 位于背部,后正中线上,第十胸椎棘突下凹陷中。

穴位应用: 1. 按摩——用拇指指腹按揉中枢穴3～5分钟,可改善胃痛、腰痛等。

2. 小儿针灸——向上斜刺0.5～1寸;可艾灸。

筋缩穴 | 疏肝止痛

疾病主治: 胃痛、癫狂、惊痫、小儿惊风、脊强、眩晕等。

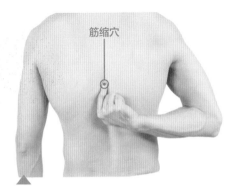

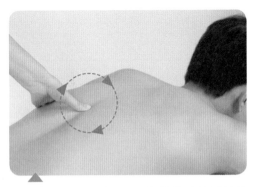

具体位置: 位于背部,后正中线上,第九胸椎棘突下凹陷中。

穴位应用: 1. 按摩——用拇指指腹按揉筋缩穴3～5分钟。

2. 小儿针灸——向上斜刺0.5～1寸;可艾灸。

至阳穴 | 壮阳益气

疾病主治: 胸胁胀满、咳嗽、气喘、腹背相引痛、腰背强痛、四肢重痛、疟疾。

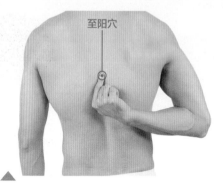

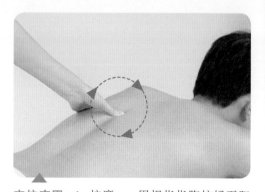

具体位置: 位于背部,后正中线上,第七胸椎棘突下凹陷中。

穴位应用: 1. 按摩——用拇指指腹按揉至阳穴 200 ~ 300 次。

2. 小儿针灸——向上斜刺 0.5 ~ 1 寸;可艾灸。

灵台穴 | 清热定喘

疾病主治: 气喘、身热、脊背强痛、痈疽疔疮及胸胁胀满、胃痛、疟疾等。

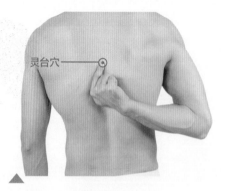

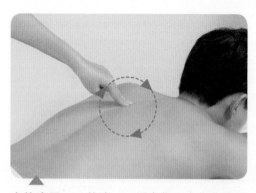

具体位置: 位于背部,后正中线上,第六胸椎棘突下凹陷中。

穴位应用: 1. 按摩——用食指、中指指腹推按灵台穴 1 ~ 3 分钟。

2. 小儿针灸——向上斜刺 0.5 ~ 1 寸;可艾灸。

神道穴 | 宁神清热

疾病主治: 心痛、惊悸、癔病、小儿惊痫、瘛疭、咳嗽、气喘、风寒汗不出。

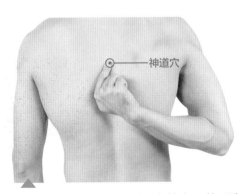

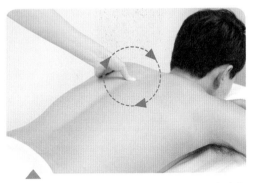

具体位置: 位于背部,后正中线上,第五胸椎棘突下凹陷中。

穴位应用: 1. 按摩——用拇指指腹揉按神道穴2～3分钟,对于咳嗽、气喘等有疗效。
2. 小儿针灸——向上斜刺0.5～1寸;可艾灸。

身柱穴 | 清肺镇咳

疾病主治: 腰脊疼痛。

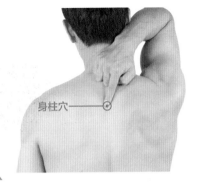

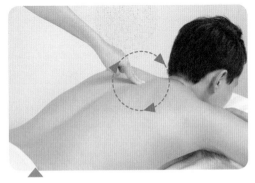

具体位置: 位于背部,后正中线上,第三胸椎棘突下凹陷中。

穴位应用: 按摩——把食指叠加在中指指背上一起用力揉按穴位,每次左右手各揉按3～5分钟,先左后右。

陶道穴 | 益气止痛

疾病主治: 头项强痛、恶寒发热、咳嗽气喘、骨蒸潮热。

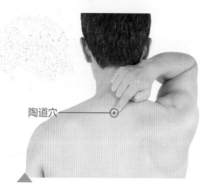

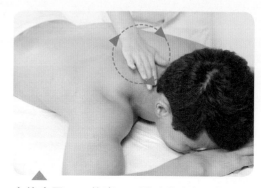

具体位置: 位于背部,后正中线上,第一胸椎棘突下凹陷中。

穴位应用: 1. 按摩——用手掌大鱼际揉按陶道穴 3 ~ 5 分钟。

2. 小儿针灸——向上斜刺 0.5 ~ 1 寸;可艾灸。

大椎穴 | 祛风散疟

疾病主治: 感冒、发热、落枕。

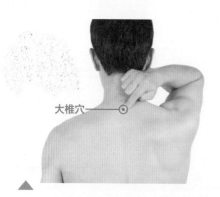

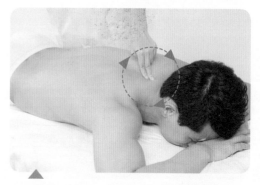

具体位置: 位于后正中线上,第七颈椎棘突下凹陷中。

穴位应用: 按摩——用食指、中指指腹(或指尖)揉按穴位,每次左右各揉按 1 ~ 3 分钟,先左后右。

哑门穴 | 醒脑祛湿

疾病主治: 音哑、重舌、言语涩滞、舌缓不语、头风、头痛、颈项强急。

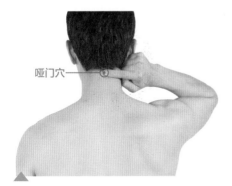

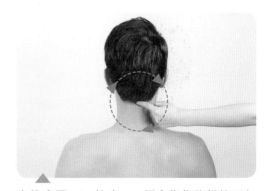

具体位置: 位于项部,后发际正中直上0.5寸,第一颈椎棘突下。

穴位应用: 1. 按摩——用食指指腹揉按哑门穴2～3分钟。
2. 小儿针灸——向下颌方向缓慢刺入0.5～1寸。

风府穴 | 理气开窍

疾病主治: 头项强痛。

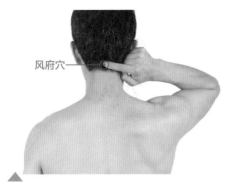

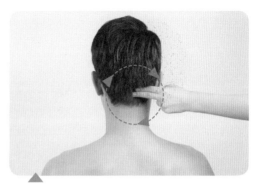

具体位置: 位于项部,后发际正中直上1寸,枕外隆凸直下,两侧斜方肌之间凹陷中。

穴位应用: 按摩——食指、中指相互叠加向下,用指腹(或指尖)揉按穴位,每次揉按1～3分钟。

脑户穴 | 醒神疏肝

疾病主治： 风眩头痛、头重项强、面赤目黄、音哑。

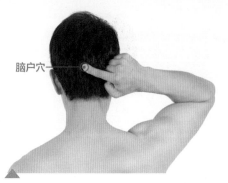

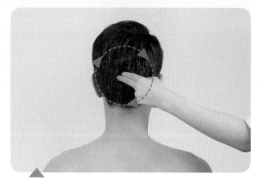

具体位置： 位于头部，后发际正中直上2.5寸，风府穴上1.5寸，枕外隆凸的上缘凹陷处。

穴位应用： 1. 按摩——食指、中指相互叠加向下，用指腹（或指尖）揉按穴位，每次揉按1～3分钟。

2. 小儿针灸——平刺0.5～0.8寸。

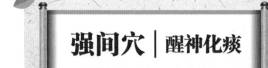

强间穴 | 醒神化痰

疾病主治： 头痛、目眩、口眼㖞斜、癫狂、失眠、呕吐。

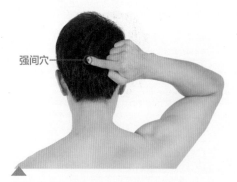

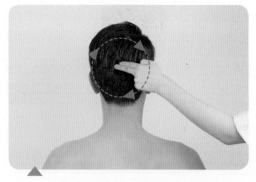

具体位置： 位于头部，后发际正中直上4寸或脑户穴上1.5寸。

穴位应用： 1. 按摩——用中指、食指指腹揉按穴位，每次1～3分钟。

2. 小儿针灸——平刺0.5～0.8寸。

后顶穴 | 醒神息风

疾病主治： 头昏、目眩、癫痫及头项强急、历节汗出。

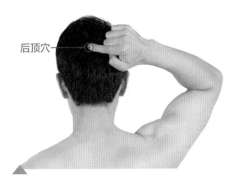

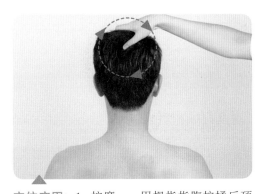

具体位置： 位于头部，后发际正中直上5.5寸（脑户穴上3寸）。

穴位应用： 1. 按摩——用拇指指腹按揉后顶穴2～3分钟。

2. 小儿针灸——平刺0.5～0.8寸；可艾灸。

前顶穴 | 清热醒脑

疾病主治： 头风、顶中痛、面赤肿、小儿惊癫、瘛疭及高血压、鼻炎等。

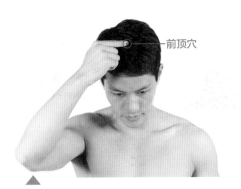

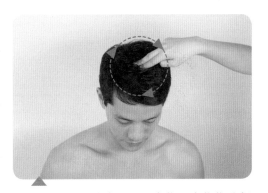

具体位置： 位于头部，前发际正中直上3.5寸（百会穴前1.5寸）。

穴位应用： 1. 按摩——用食指、中指指腹揉按前顶穴2～3分钟。

2. 小儿针灸——平刺0.3～0.5寸；可艾灸。

百会穴 | 提神醒脑

疾病主治：头晕头痛、昏厥、高血压、脱肛。

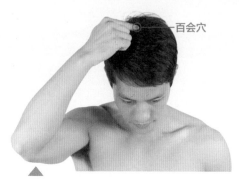

——百会穴

具体位置：位于头部，前发际正中直上5寸，或两耳尖连线的中点处。

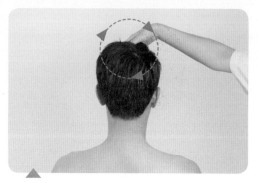

穴位应用：1. 按摩——用拇指按压在穴位上，向下用力揉按穴位，有酸胀、刺痛的感觉。每次各揉按1～3分钟。
2. 小儿针灸——平刺0.5～0.8寸；可艾灸。

疾病拓展：空调病。本病又称"空调综合征"，指长时间在空调环境下工作和学习的人，因空气不流通，环境不佳，出现鼻塞、头昏、打喷嚏、乏力、记忆力减退等现象的病症。此病主要是因房间密闭、空气流动性差、长时间不开窗、阳光照射不足使房间的湿度和温度条件变成致病因子的温床。这种疾病疗法很多，其穴位疗法如下：

①揉百会 用食指指腹揉按前发际正中直上5寸（两耳尖连线的中点处）。100～200次。

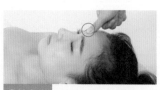

②按印堂 用拇指指腹按揉额部两眉头中间。2～3分钟。

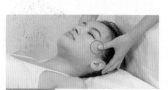

③揉太阳 用拇指指腹揉按眉梢与目外眦之间，向后约一横指的凹陷处。1～3分钟。

囟会穴 ｜ 安神清热

疾病主治: 头痛、目眩、面赤暴肿、颜青、鼻衄、癫疾、小儿惊痫。

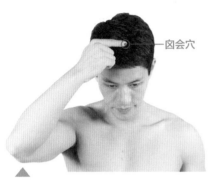

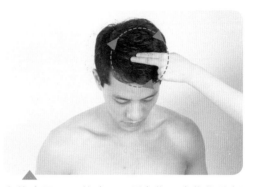

具体位置: 位于头部,前发际正中直上2寸（百会穴前3寸）。

穴位应用: 1. 按摩——用食指、中指指腹揉按囟会穴2～3分钟。

2. 小儿针灸——小儿前囟未闭者,禁刺。平刺0.3～0.5寸。

上星穴 ｜ 息风宁神

疾病主治: 头痛、眩晕、目赤、鼻渊、鼻衄、小儿惊风、癫狂。

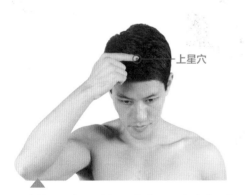

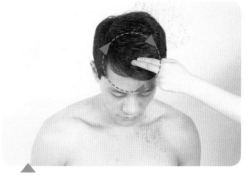

具体位置: 位于头部,前发际正中直上1寸。

穴位应用: 1. 按摩——用食指、中指指腹揉按上星穴,每天揉按2～3分钟。

2. 小儿针灸——平刺0.5～0.8寸。

神庭穴 | 宁神降逆

疾病主治: 头痛、眩晕、失眠、癫狂、中风、惊悸、痉病、鼻渊。

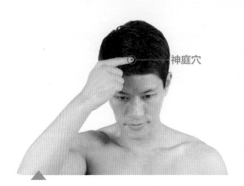

神庭穴

具体位置: 位于头部,前发际正中直上0.5寸。

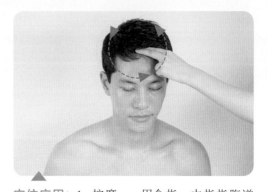

穴位应用: 1. 按摩——用食指、中指指腹逆时针揉按神庭穴100次。

2. 小儿针灸——平刺0.3～0.5寸;可艾灸。

疾病拓展: 中暑。本病是指长时间在高温和热辐射的作用下,机体出现以体温调节障碍,水、电解质代谢紊乱及神经系统与循环系统障碍为主要表现的急性疾病。主要症状有头痛、头晕、口渴、多汗、发热、恶心、呕吐、胸闷、四肢无力发酸、脉搏细速、血压下降,重症者有头痛剧烈、昏厥、昏迷、痉挛等症状。

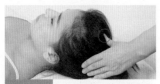

①**按百会** 用拇指指腹揉按前发际正中直上5寸,或两耳尖连线的中点处。60～100次。

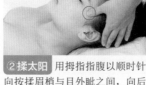

②**揉太阳** 用拇指指腹以顺时针方向按揉眉梢与目外眦之间,向后约一横指的凹陷处。30～50次。

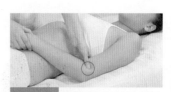

③**压曲池** 用拇指指腹按压肘横纹外侧端,尺泽穴与肱骨外上髁连线中点。3～5分钟。

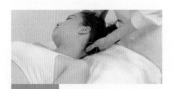

④**按风池** 用拇指指腹用力按压颈部的胸锁乳突肌与斜方肌上端之间的凹陷处。1～3分钟。

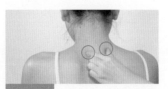

⑤**捏大椎** 用拇指、食指指腹捏揉第七颈椎棘突下凹陷处。100～200次。

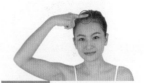

⑥**神庭穴** 用食指指腹揉按前发际正中直上0.5寸处。100次。

素髎穴 | 清热通利

疾病主治: 鼻渊、鼻衄、小儿惊风、酒糟鼻、呕吐等。

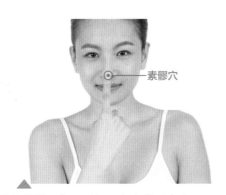

具体位置: 位于面部,鼻尖的正中央。

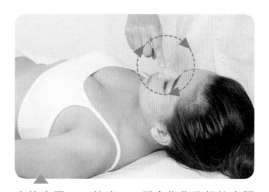

穴位应用: 1. 按摩——用食指指腹揉按素髎穴60～100次。
2. 小儿针灸——向上斜刺0.3～0.5寸;不可艾灸。

水沟(人中)穴 | 回阳降逆

疾病主治: 惊风、口眼㖞斜。

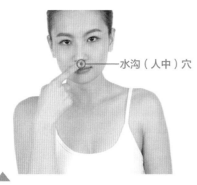

具体位置: 位于面部,人中沟的上1/3与中1/3交点处。

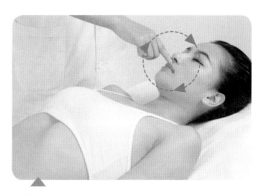

穴位应用: 1. 按摩——以食指指尖揉按穴位,每次1～3分钟,先左后右。
2. 小儿针灸——禁灸。

兑端穴 | 生津止渴

疾病主治：齿痛、癫狂、目翳、黄疸、消渴、呕吐。

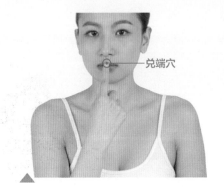

——兑端穴

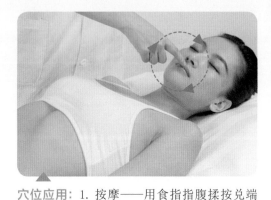

具体位置：位于面部，上唇的尖端，人中沟下端的皮肤与唇的结合部。

穴位应用：1. 按摩——用食指指腹揉按兑端穴 1～2 分钟。

2. 小儿针灸——向上斜刺 0.2～0.3 寸；不可艾灸。

阴脉之海——任脉及其常用腧穴

基本概念:

起于小腹内胞宫,下出会阴毛部,经阴阜,沿腹部正中线向上经过关元等穴,到达咽喉部(天突穴),再上行到达下唇内,环绕口唇,交会于督脉,再分别通过鼻翼两旁,上至眼眶下(承泣穴),交于足阳明胃经。本经脉总揽一身阴经气血,被称为"阴脉之海",全身的精血、精液都由任脉所主。

功能主治:

主治下焦、产育方面的病症,常见病有遗尿、遗精、腹胀痛、胃痛、呃逆、疝气、女子带下、女子小腹结块等。

保养建议:

任脉保养没有特定的时间,可随时进行。选取中脘、气海、关元三个穴位,用拇指指腹进行按摩,每次 3 ~ 5 分钟,以有微微的麻胀感为宜。也可用艾条温和灸这三穴,每次 10 ~ 15 分钟,对于女性生殖系统有良好的保健养生作用,能保养整个生殖系统,预防早衰。

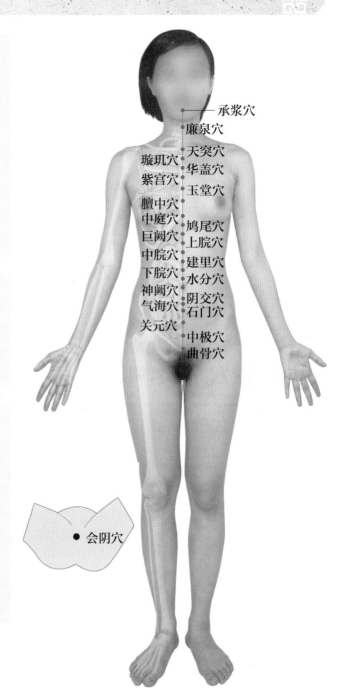

承浆穴
廉泉穴
天突穴
璇玑穴
华盖穴
紫宫穴
玉堂穴
膻中穴
中庭穴
鸠尾穴
巨阙穴
上脘穴
中脘穴
建里穴
下脘穴
水分穴
神阙穴
气海穴
阴交穴
石门穴
关元穴
中极穴
曲骨穴
● 会阴穴

会阴穴 | 滋阴补阳

疾病主治: 男、女性功能障碍、生殖器官疾病。

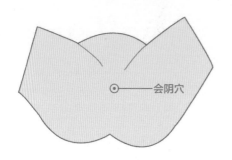

会阴穴

具体位置: 会阴穴位于人体的会阴部,男性当阴囊根部(女性为大阴唇后联合部)与肛门连线的中点处。

穴位应用: 1. 按摩——左手中指指腹按压在穴位上,每天早晚左右手交叠互换,1～3分钟。
2. 小儿针灸——直刺0.5～1寸。

曲骨穴 | 益肾调经

疾病主治: 小腹胀满疼痛、疝气、小便淋漓、遗精、阳痿、早泄、月经不调。

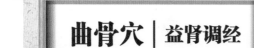

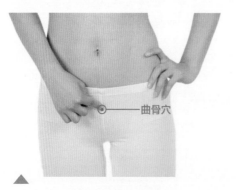

曲骨穴

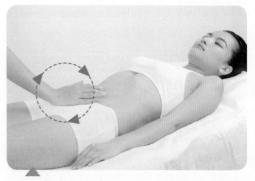

具体位置: 位于下腹部,前正中线上,耻骨联合上缘的中点处。

穴位应用: 1. 按摩——用手掌根部按揉曲骨穴3分钟。
2. 小儿针灸——直刺0.5～1寸,针灸前需排尿;可艾灸。

中极穴 | 益肾通经

疾病主治: 月经不调、痛经、经闭、带下、崩漏、不孕症、遗精、阳痿、遗尿。

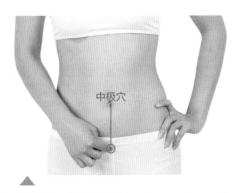

中极穴

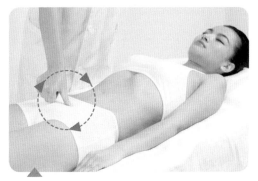

具体位置: 位于下腹部,前正中线上,脐中下4寸。

穴位应用: 1. 按摩——以拇指指腹揉按穴位,稍稍用力,每次1～3分钟。
2. 小儿针灸——直刺1～1.5寸,针灸前需排尿;可艾灸(孕妇除外)。

疾病拓展: 阳痿。本病即勃起功能障碍,是指在准备性交时,阴茎勃起硬度不足以插入阴道,或阴茎勃起硬度维持时间不足以完成满意的性生活。男性的勃起是一个复杂的过程,与大脑、激素、情感、神经、肌肉和血管等都有关联。前面一个或多个原因都有可能导致男性勃起功能障碍。

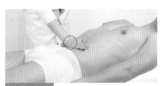

①**揉神阙** 用掌根按揉腹中部,脐中央。5～10分钟。

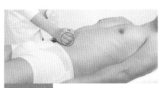

②**揉气海** 用手掌鱼际按揉下腹部,前正中线上,脐中下1.5寸处。1～3分钟。

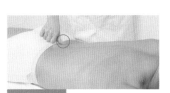

③**按腰阳关** 用拇指指腹按揉腰部,当后正中线上,第四腰椎棘突下凹陷处。3～5分钟。

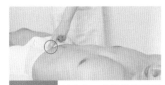

④**揉关元** 用食指、中指指腹按揉腹部,前正中线上,当脐中下3寸处。1～2分钟。

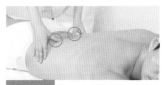

⑤**按肾俞** 用双手拇指指腹同时按揉腰部,当第二腰椎棘突下,旁开1.5寸处。1～2分钟。

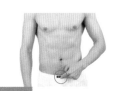

⑥**揉中极** 用食指指腹按揉腹部,前正中线上,当脐中下4寸处。1～2分钟。

关元穴 | 固本培元

疾病主治：腹痛、痛经、遗尿。

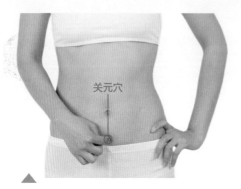

关元穴

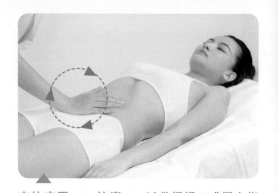

具体位置：位于下腹部，前正中线上，脐中下3寸。

穴位应用：1. 按摩——以掌根揉（或用中指指腹按压穴位，另一只手中指指腹按压左手中指指甲上，同时用力揉按穴位），以感到酸胀感为度。揉按1～3分钟，先左后右。
2. 小儿针灸——直刺1～1.5寸，针灸前需排尿；可艾灸。

疾病拓展：排毒通便。近年来，患便秘的中青年人数呈明显上升趋势，这部分人群工作压力大，加上缺乏身体锻炼、运动量小，很容易导致便秘。便秘会导致毒素在体内堆积，影响身体健康。研究表明：刺激人体某些穴位可以调理肠胃、行气活血、舒经活络，对防治便秘及习惯性便秘者改善症状都有良好的效果。其穴位疗法如下：

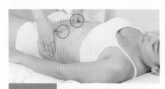

①按天枢 两手拇指指腹揉按腹中部，距脐中2寸处。1～3分钟。

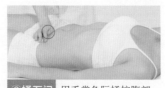

②揉石门 用手掌鱼际揉按腹部，前正中线上，当脐中下2寸处。2～3分钟。

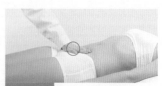

③揉关元 用掌心揉按腹部，前正中线上，当脐中下3寸处。2～3分钟。

石门穴 | 补肾壮阳

疾病主治： 腹痛、腹泻。

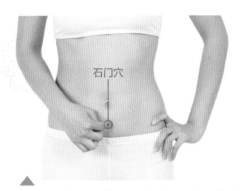

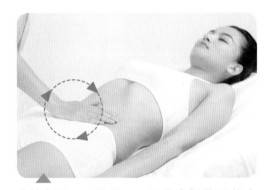

具体位置： 位于下腹部，前正中线上，脐中下2寸。

穴位应用： 1. 按摩——用手掌揉按石门穴3～5分钟。

2. 小儿针灸——直刺1～1.5寸；可艾灸。

气海穴 | 益气固精

疾病主治： 月经不调、腹痛、遗尿。

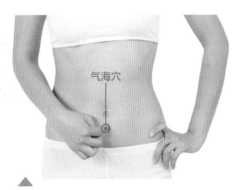

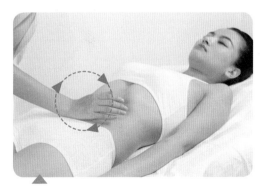

具体位置： 位于下腹部，前正中线上，脐中下1.5寸。

穴位应用： 1. 按摩——用手掌鱼际按揉气海穴5分钟。

2. 小儿针灸——直刺0.8～1.2寸；可艾灸。

阴交穴 | 调经消肿

疾病主治: 泄泻、阴痒、血崩、月事不绝、带下、产后恶露不止。

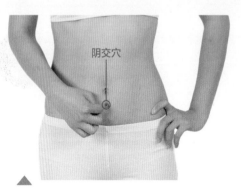

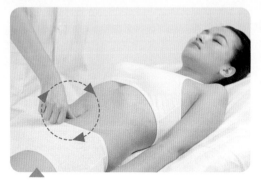

具体位置: 位于下腹部,前正中线上,脐中下1寸。

穴位应用: 1. 按摩——将双手的拇指叠加轻按于穴位处,每次1～3分钟。
2. 小儿针灸——直刺1～1.5寸;可艾灸。

神阙穴 | 救逆利水

疾病主治: 泄泻、腹痛。

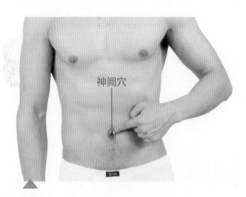

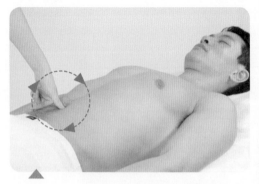

具体位置: 位于腹中部,脐中央。

穴位应用: 1. 按摩——用拇指指腹揉按穴位,有酸痛感。每次1～3分钟。
2. 小儿针灸——禁刺。

水分穴 | 理气止痛

疾病主治： 腹胀、泄泻、绕脐痛、脱肛、呕吐、水肿等。

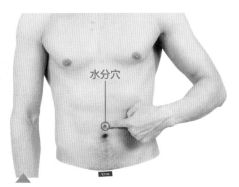

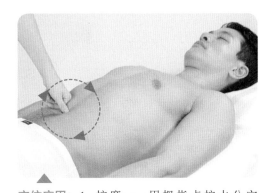

具体位置： 位于上腹部，前正中线上，脐中上1寸。

穴位应用： 1. 按摩——用拇指点按水分穴3～5分钟。

2. 小儿针灸——直刺1～1.5寸；可艾灸。

下脘穴 | 健脾止呕

疾病主治： 胃痛、呕吐、腹胀、食积、泄泻、淋证等。

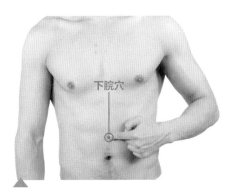

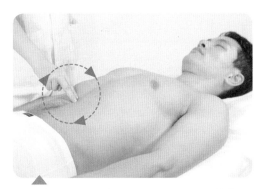

具体位置： 位于上腹部，前正中线上，脐中上2寸。

穴位应用： 1. 按摩——用食、中二指按揉下脘穴3～5分钟。

2. 小儿针灸——直刺0.8～1.2寸；可艾灸。

建里穴 | 和胃健脾

疾病主治: 胃痛、呕吐、腹胀、食积、呃逆、水肿等。

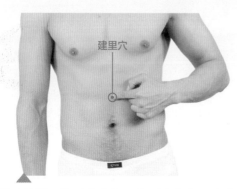
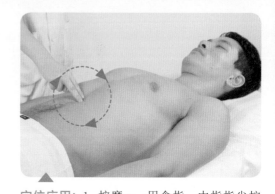

具体位置: 位于上腹部，前正中线上，脐中上3寸。

穴位应用: 1. 按摩——用食指、中指指尖按揉建里穴3分钟。
2. 小儿针灸——直刺0.8～1.2寸；可艾灸。

疾病拓展: 健脾养胃。现代社会工作和生活节奏加快，压力大，人们饮食不规律，常常暴饮暴食，从而导致各种胃部疾病的发生，而这些因素也会造成"脾虚"，导致胃胀痛、食欲差、便溏、疲倦乏力等症状。很多人只是注意到了胃部的表现，其实脾胃都是需要"三分治七分养"的。研究表明：刺激人体穴位可以行气活血，达到健脾养胃的效果。其穴位疗法如下：

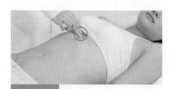

①揉巨阙 用食指、中指指腹按揉腹部，前正中线上，脐中上6寸处。100～150次。

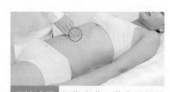

②按建里 拇指弯曲，其余四指并拢按揉腹部，前正中线上，脐中上3寸处。100～200次。

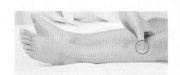

③揉足三里 用拇指指腹掐按犊鼻穴下3寸，距胫骨前缘一横指（中指）处。3～5分钟。

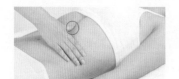

④揉中脘 用拇指指腹按揉腹部，前正中线上，脐中上4寸处。1～2分钟。

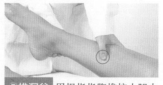

⑤推漏谷 用拇指指腹推按小腿内侧，内踝尖上6寸，当胫骨内侧面后缘处。100～200次。

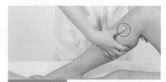

⑥按阴陵泉 用拇指指腹揉按胫骨内侧髁下方与胫骨内侧缘之间的凹陷处。1～3分钟。

中脘穴 | 健脾化湿

疾病主治：胃痛、腹胀、呕吐、消化不良。

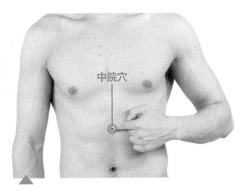

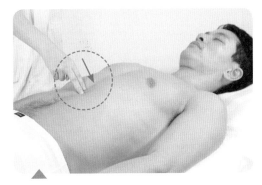

具体位置：位于上腹部，前正中线上，脐中上4寸。

穴位应用：1. 按摩——用食指、中指指尖推揉中脘穴3～5分钟。

2. 小儿针灸——直刺0.8～1.2寸；可艾灸。

疾病拓展：肥胖症。本病是指一定程度的明显超重与脂肪层过厚，是体内脂肪尤其是甘油三酯积聚过多而导致的一种状态。肥胖严重者容易引起血压高、心血管病、肝脏病变、肿瘤、睡眠呼吸暂停等一系列的问题。本症状是由于食物摄入过多或机体代谢改变而导致体内脂肪积聚过多，造成体重过度增长。在生活水平日益提高的今天，减肥已是热门话题，除科学合理的饮食和多运动的方法外，穴位按摩也能达到一定的效果，具体如下：

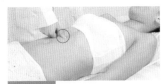

①揉中脘 用拇指指腹揉按腹部，前正中线上，当脐中上4寸处。2～3分钟。

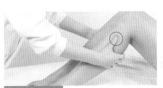

②按足三里 用拇指指腹按压犊鼻穴下3寸，距胫骨前缘一横指（中指）处。2～3分钟。

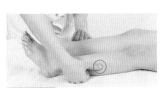

③按丰隆 用拇指指腹点按外踝尖上8寸，距胫骨前缘二横指（中指）处。3～5分钟。

上脘穴 | 和胃宁神

疾病主治: 腹胀、泄泻、绕脐痛、脱肛、呕吐、水肿等。

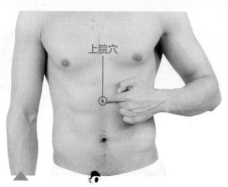

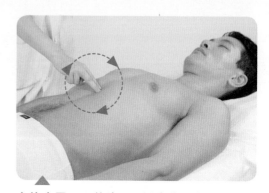

具体位置: 位于上腹部,前正中线上,脐中上5寸。

穴位应用: 1. 按摩——用食指、中指指尖点按上脘穴3～5分钟。

2. 小儿针灸——直刺1～1.5寸;可艾灸。

巨阙穴 | 宽胸理肠

疾病主治: 吞酸、腹泻、呃逆、黄疸、噎膈、癫疾、惊痫、咳嗽等。

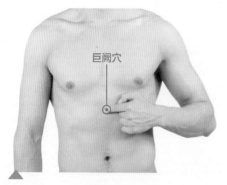

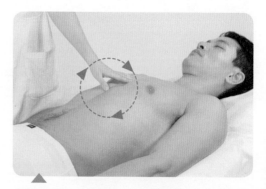

具体位置: 位于上腹部,前正中线上,脐中上6寸。

穴位应用: 1. 按摩——用拇指指尖点揉巨阙穴3～5分钟。

2. 小儿针灸——直刺0.5～0.6寸;可艾灸。

鸠尾穴 | 宁神定喘

疾病主治：心胸痛、反胃、癫痫。

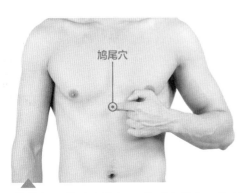

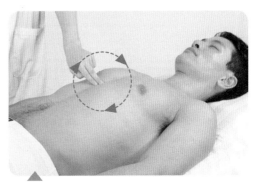

具体位置：位于上腹部，前正中线上，胸剑结合部下1寸。

穴位应用：1. 按摩——推揉鸠尾穴3分钟，长期坚持，改善心痛、心悸、癫痫。
2. 小儿针灸——直刺0.3～0.6寸；可艾灸。

中庭穴 | 宽胸降逆

疾病主治：胸闷、噎膈、呕吐、食积、心痛、气喘。

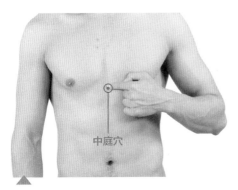

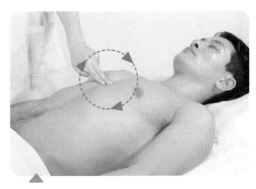

具体位置：位于胸部，前正中线上，平第五肋间，即胸剑结合部。

穴位应用：1. 按摩——推揉3～5分钟，长期按摩，可改善哮喘、心痛。
2. 小儿针灸——平刺0.3～0.5寸。

膻中穴 | 理气生津

疾病主治： 咳喘、胸闷胸痛。

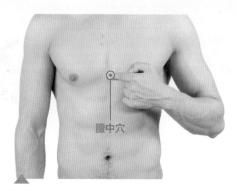

膻中穴

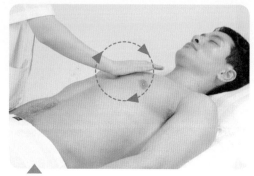

具体位置： 位于胸部，前正中线上，平第四肋间，两乳头连线的中点。

穴位应用： 1. 按摩——用掌根稍出力揉按穴位，每次1～3分钟，先左上右下，后右上左下。

2. 小儿针灸——平刺0.3～0.5寸。

疾病拓展： 消化不良。本病是由胃动力障碍所引起的疾病，也包括胃蠕动不好的胃轻瘫和食道反流病。其主要表现为上腹痛、早饱、腹胀、嗳气等。长期的消化不良易导致肠内平衡被打乱，出现腹泻、便秘、腹痛和胃癌等，所以消化不良者平常要注意自己的饮食习惯，不宜食用油腻、辛辣、刺激的食物。日常生活中揉按以下穴位，可以促进肠胃消化，其疗法如下：

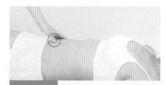

①揉气海 用拇指指腹按揉腹部前正中线上，当脐中下1.5寸处。1～3分钟。

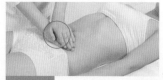

②按关元 双手手掌叠加，手掌掌面按压在关元穴上，以顺时针的方向揉按。2～3分钟。

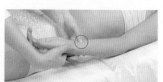

③揉内关 用拇指指腹揉按前臂掌侧，曲泽穴与大陵穴连线上，腕横纹上2寸处。100～200次。

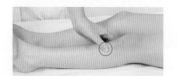

④按足三里 用拇指指腹揉按小腿前外侧，犊鼻穴下3寸，距胫骨前缘一横指处。100～200次。

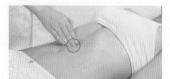

⑤揉中脘 食指、中指、无名指三指紧并，揉按腹部前正中线，当脐中上4寸处。1～3分钟。

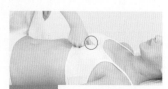

⑥揉膻中 用拇指指腹推揉胸部第四肋间，两乳头连线的中点处。1分钟。

玉堂穴 | 宽胸止咳

疾病主治：胸痛、咳嗽、气喘、呕吐、喉痹等。

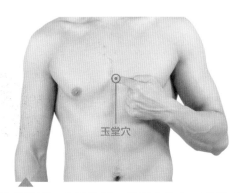

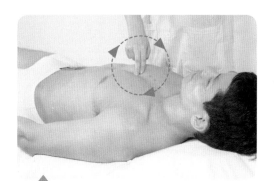

具体位置：位于胸部，前正中线上，平第三肋间。

穴位应用：1. 按摩——用食指、中指指尖推揉玉堂穴 3～5 分钟。

2. 小儿针灸——平刺 0.3～0.5寸；可艾灸。

紫宫穴 | 理气止咳

疾病主治：气喘、胸痛、喉痹、胸膜炎、呕吐、支气管炎。

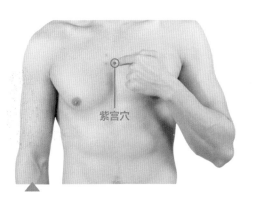

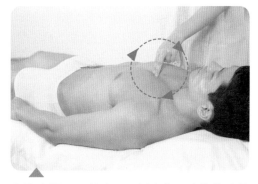

具体位置：位于胸部，当前正中线上，平第二肋间。

穴位应用：1. 按摩——用食指、中指指腹推揉紫宫穴 5 分钟。

2. 小儿针灸——平刺 0.3～0.5寸；可艾灸。

华盖穴 | 利肺平喘

疾病主治：咳嗽、气喘、胸胁痛、咽肿喉痹等。

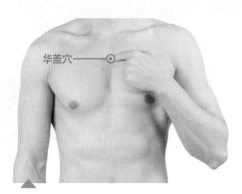

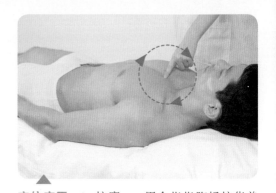

具体位置：位于胸部，前正中线上，平第一肋间。

穴位应用：1. 按摩——用食指指腹揉按华盖穴100～200次。

2. 小儿针灸——平刺0.3～0.5寸；可艾灸。

璇玑穴 | 清热止咳

疾病主治：胸痛、呃逆、咳嗽、气喘、喉痹。

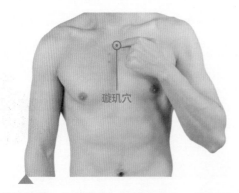

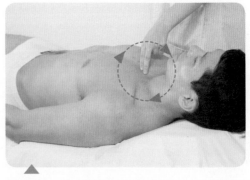

具体位置：位于胸部，前正中线上，天突下1寸。

穴位应用：1. 按摩——用食指、中指指腹揉按璇玑穴50～100次。

2. 小儿针灸——平刺0.3～0.5寸；可艾灸。

天突穴 | 宣肺止咳

疾病主治： 咳喘、咳痰不畅。

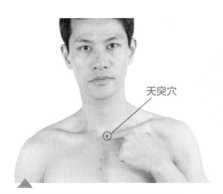

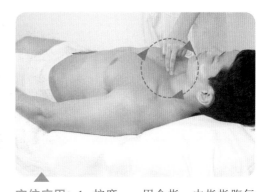

具体位置： 位于颈部，前正中线上，胸骨上窝中央。

穴位应用： 1. 按摩——用食指、中指指腹每天揉按天突穴 200～300 次。
2. 小儿针灸——先直刺 0.2 寸，然后沿胸骨柄后缘、气管前缘缓慢向下刺入 0.5～1 寸；可艾灸。

廉泉穴 | 开窍利咽

疾病主治： 舌下肿、喉痹、口疮、消渴、咳嗽、气喘、中风等。

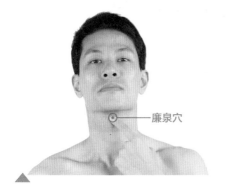

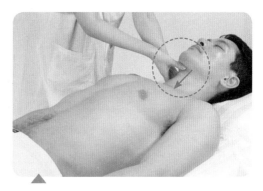

具体位置： 位于颈部，前正中线上，结喉上方，舌骨上缘凹陷处。

穴位应用： 按摩——弯曲拇指，由上往下，用拇指指尖推按穴位，每次 1～3 分钟。

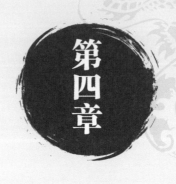

第四章

隐藏在身体里的秘密
——经外奇穴

所谓经外奇穴指的是不属于十二经脉的穴位，但是又在临床实验中获得实际应用的穴位，这些穴位一般具有特殊的功效，所以在人体经络穴位中占有一席之地。经外奇穴又被称为「经验穴」，由此可见其数量、功效并不是固定不变的，随着中医理论的总结和实践，这些穴位的数量可能会有所增减。下面我们只列出一些常见的「经验穴」供大家参考。

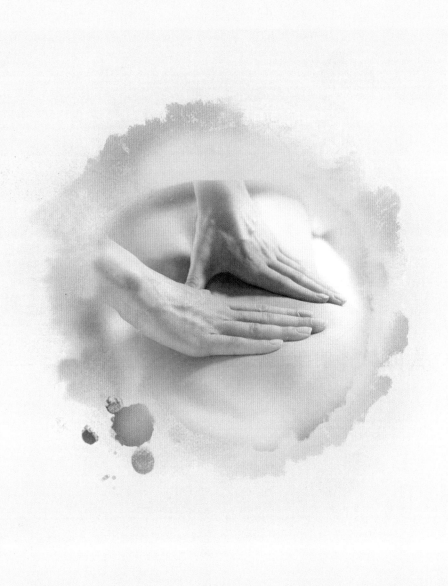

印堂穴 | 醒神开窍

疾病主治: 健忘等神志疾病;鼻出血、鼻渊;小儿惊风、产后血晕、高血压等。

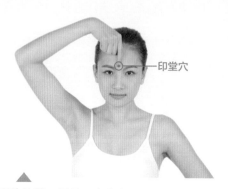

印堂穴

具体位置: 额前正中线上,两眉头连线的中点处。

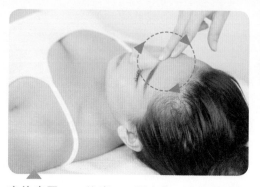

穴位应用: 1. 按摩——用食指、中指指腹揉按印堂穴 2～3 分钟。

2. 小儿针灸——平刺 0.3～0.5 寸;可艾灸。

太阳穴 | 明目通络

疾病主治: 头痛、眩晕、口眼㖞斜、目赤、目翳等。

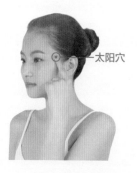

太阳穴

具体位置: 位于颞部,眉梢与目外眦之间,向后约一横指的凹陷处。

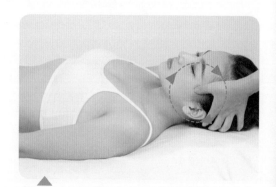

穴位应用: 1. 按摩——用拇指指腹顺时针揉按 30～50 次,可改善视力。

2. 小儿针灸——禁灸。

四神聪穴 | 提神醒脑

疾病主治: 癫狂、惊痫、健忘、失眠、中风、眩晕等。

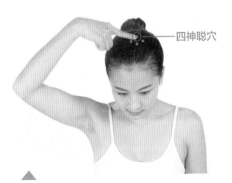

具体位置: 位于头顶部,百会穴前后左右各1寸,共四穴。

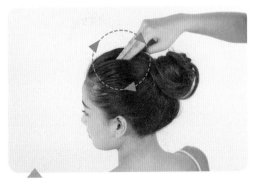

穴位应用: 1. 按摩——用食指、中指指腹按揉四神聪穴 200 次。

2. 小儿针灸——平刺 0.5 ~ 0.8寸;可艾灸。

球后穴 | 清热明目

疾病主治: 目疾、头痛、眩晕等。

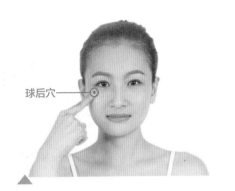

具体位置: 位于面部,眶下缘外 1/4 与内 3/4交界处。

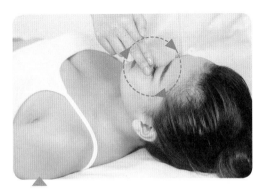

穴位应用: 1. 按摩——用食指、中指指尖按揉球后穴 3 ~ 5 分钟。

2. 小儿针灸——直刺 0.5 ~ 1 寸。

鱼腰穴 | 疏风明目

疾病主治： 头痛，眩晕，目翳、目赤等目疾。

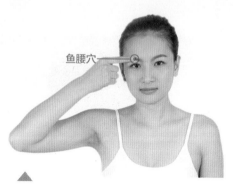

鱼腰穴

具体位置： 位于额部，瞳孔直上，眉毛中。

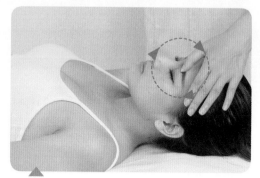

穴位应用： 1. 按摩——用拇指指尖按揉鱼腰穴3分钟，能防治近视、沙眼等眼部疾病。

2. 小儿针灸——平刺0.3～0.5寸。

当阳穴 | 通络明目

疾病主治： 头痛、眩晕、目赤、鼻渊、感冒、中风等。

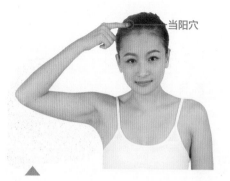

当阳穴

具体位置： 位于头前部，瞳孔直上，前发际上1寸。

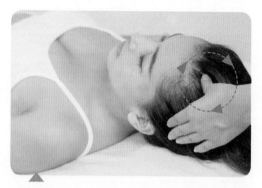

穴位应用： 1. 按摩——用拇指指腹揉按当阳穴2～3分钟，每天坚持按摩，有清头明目的功效。

2. 小儿针灸——平刺0.5～0.8寸。

上迎香穴 | 清利止痛

疾病主治： 鼻渊、鼻衄、鼻痔、火眼、口眼㖞斜、疔疮等。

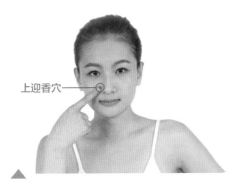

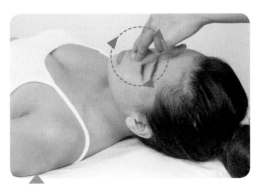

具体位置： 位于面部，鼻翼软骨与鼻甲的交界处，近鼻唇沟上端处。

穴位应用： 1. 按摩——每天用食指、中指指尖揉按 2～3 分钟，可防治鼻部疾病。
2. 小儿针灸——用三棱针点刺出血；晕血者禁忌。

耳尖穴 | 清热解痉

疾病主治： 目赤、目翳、喉痹、乳蛾、头痛、疔疮等。

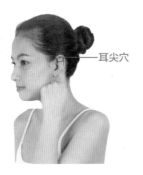

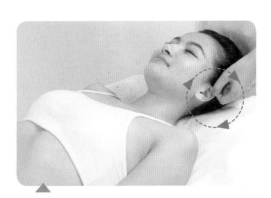

具体位置： 位于耳郭的上方，折耳向前，耳郭上方的尖端处。

穴位应用： 1. 按摩——拇指、食指指尖相对呈钳形，掐揉耳尖穴 5 分钟，长期坚持，可治目赤肿痛。
2. 小儿针灸——直刺 0.1～0.2 寸。

翳明穴 | 明目安神

疾病主治： 头痛、眩晕、耳鸣、失眠、目翳、雀目。

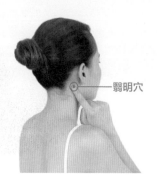

▲ **具体位置：** 位于项部，翳风穴后1寸。

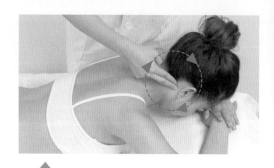

▲ **穴位应用：** 1. 按摩——用指尖点揉翳明穴100次，每天坚持，可防治眼患。

2. 小儿针灸——直刺0.5～1寸；可艾灸。

颈百劳穴 | 止咳活络

疾病主治： 咳嗽、肺痨、颈项痛、痉病、瘰疬、盗汗等。

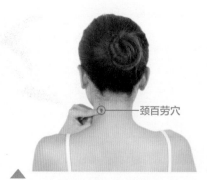
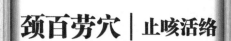

▲ **具体位置：** 位于项部，大椎穴直上2寸，后正中线旁开1寸。

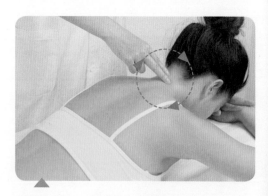

▲ **穴位应用：** 1. 按摩——揉按颈百劳穴5分钟，长期按摩，对哮喘、失眠有疗效。

2. 小儿针灸——直刺0.5～1寸。

子宫穴 | 理气止血

疾病主治： 月经不调、痛经、不孕症、崩漏、腰痛等。

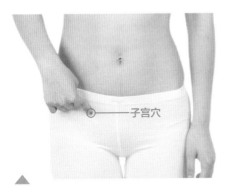

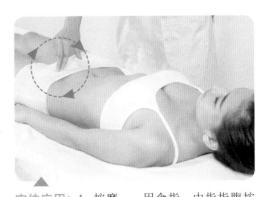

具体位置： 位于下腹部，脐中下 4 寸，中极旁开 3 寸。

穴位应用： 1. 按摩——用食指、中指指腹按压子宫穴 2～3 分钟，长期按摩，治疗月经不调、痛经等。

2. 小儿针灸——直刺 0.8～1.2 寸。

髋骨穴 | 祛风利节

疾病主治： 中风、鹤膝风、痛风、膝痛、脚气等。

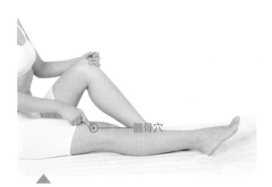

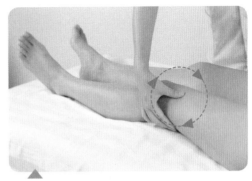

具体位置： 位于大腿前面下部，梁丘穴两旁各 1.5 寸处。

穴位应用： 1. 按摩——用拇指指尖揉按髋骨穴 100～200 次。

2. 小儿针灸——直刺 0.5～1 寸；可艾灸。

百虫窝穴 | 祛风止痒

疾病主治：风疹、湿疹、下肢痿痹等。

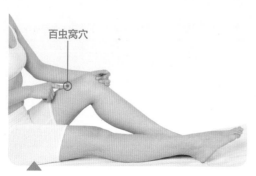

百虫窝穴

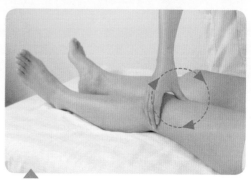

具体位置：屈膝，位于大腿内侧，髌底内侧端3寸，即血海穴上1寸。

穴位应用：1. 按摩——用拇指揉按百虫窝穴300次，长期按摩，治疗膝关节病、下肢痿痹等。

2. 小儿针灸——直刺0.8～1.2寸。

阑尾穴 | 调理肠腹

疾病主治：肠痈、腹痛、泄泻、食积、下肢痿痹等。

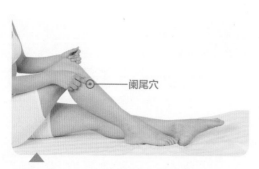

阑尾穴

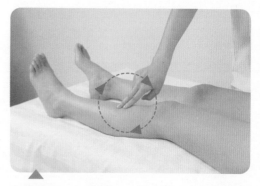

具体位置：位于小腿前侧上部，犊鼻穴下5寸，胫骨前缘旁开一横指。

穴位应用：1. 按摩——用食指、中指指腹揉按阑尾穴3～5分钟。

2. 小儿针灸——直刺0.5～1寸；可艾灸。

胆囊穴 | 疏肝利胆

疾病主治： 腹痛、胁痛等。

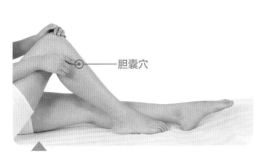

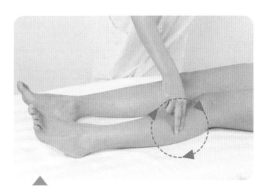

具体位置： 位于小腿外侧上部，腓骨小头前下方凹陷处（阳陵泉穴）直下 2 寸。

穴位应用： 1. 按摩——揉按胆囊穴 3～5 分钟。
2. 小儿针灸——直刺 1～1.5 寸；可艾灸。

鹤顶穴 | 通关利节

疾病主治： 鹤膝风、腿痛、下肢麻痹、脚气。

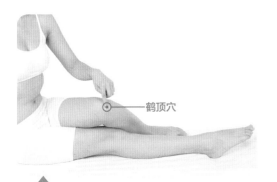

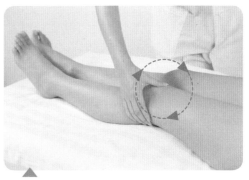

具体位置： 位于膝上部，髌底的中点上方凹陷处。

穴位应用： 1. 按摩——用拇指指腹揉按鹤顶穴 3～5 分钟。
2. 小儿针灸——直刺 0.8～1 寸；可艾灸。

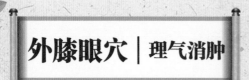

外膝眼穴 | 理气消肿

疾病主治: 膝痛、鹤膝风、疥癞、腹痛、中风等。

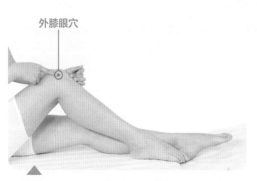

外膝眼穴

具体位置: 屈膝，位于髌韧带外侧凹陷处。

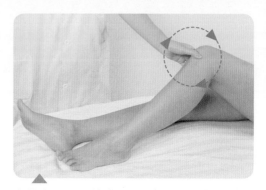

穴位应用: 1. 按摩——用拇指指腹揉按外膝眼穴 3 ~ 5 分钟。

2. 小儿针灸——斜刺 0.5 ~ 1 寸；可艾灸。

内膝眼穴 | 活络利关

疾病主治: 膝痛、鹤膝风、疥癞、腹痛、中风等。

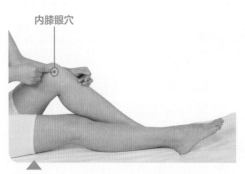

内膝眼穴

具体位置: 屈膝，位于髌韧带内侧凹陷处。

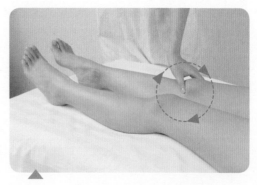

穴位应用: 1. 按摩——用拇指指腹揉按内膝眼穴 3 ~ 5 分钟。

2. 小儿针灸——斜刺 0.5 ~ 1 寸；可艾灸。

外踝尖穴 | 舒经活络

疾病主治： 脚气、齿痛、淋证、痛风等。

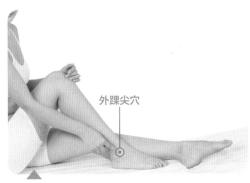

具体位置： 位于足外侧面，外踝的凸起处。

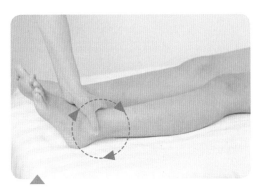

穴位应用： 1. 按摩——用拇指指腹揉按外踝尖穴 3 ～ 5 分钟。

2. 小儿针灸——禁刺；可艾灸。

内踝尖穴 | 清热解毒

疾病主治： 小儿重舌、乳蛾、脚气、牙痛、小儿不语等。

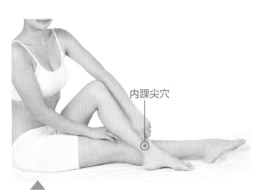

具体位置： 位于足内侧面，内踝的凸起处。

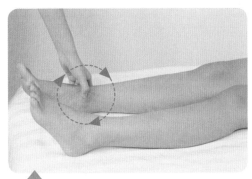

穴位应用： 1. 按摩——用拇指指腹揉按内踝尖穴 5 分钟。

2. 小儿针灸——禁刺；可艾灸。

八风穴 | 祛风活络

疾病主治： 牙痛、足跗肿痛、头痛、风湿病、月经不调等。

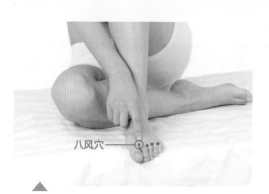

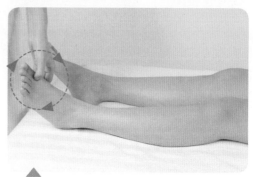

具体位置： 位于足背侧，第一至第五趾间，趾蹼缘后方赤白肉际处，一侧四穴，左右共八穴。

穴位应用： 1. 按摩——用拇指指腹掐揉八风穴50次。

2. 小儿针灸——向上斜刺0.5～0.8寸。

气端穴 | 活络止痛

疾病主治： 脚气、足痛、中风、足趾麻木等。

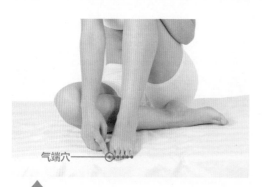

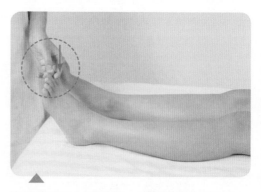

具体位置： 位于足十趾尖端，距趾甲游离缘0.1寸（指寸），左右共十穴。

穴位应用： 1. 按摩——用拇指指尖对趾尖，掐揉气端穴100次。

2. 小儿针灸——斜刺0.1～0.2寸。

肘尖穴 | 消肿活络

疾病主治：痈疽、疔疮、瘰疬、肠痈。

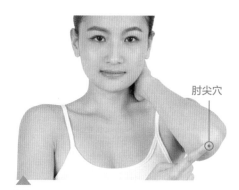

肘尖穴

具体位置：位于肘后部，屈肘，尺骨鹰嘴的
尖端。

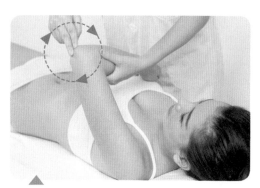

穴位应用：1. 按摩——用食指、中指指腹揉按
肘尖穴3～5分钟，1天1次。
2. 小儿针灸——禁刺。

二白穴 | 调气止痛

疾病主治：前臂痛、胸胁痛、痔核、痢疾等。

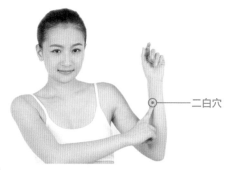

二白穴

具体位置：位于前臂掌侧，腕横纹上4寸，
桡侧腕屈肌肌腱的两侧，一侧
二穴。

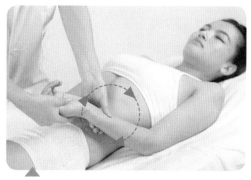

穴位应用：1. 按摩——用拇指指腹揉按二白
穴3分钟，长期坚持即可。
2. 小儿针灸——直刺0.5～0.8
寸；可艾灸。

外劳宫穴 | 活血祛风

疾病主治: 手背痛、腹痛、泄泻、小儿脐风等。

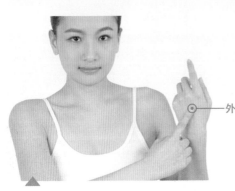

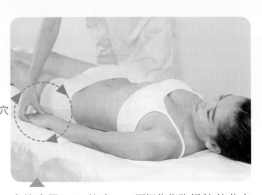

具体位置: 位于手背侧,第二、三掌骨之间,掌指关节后 0.5 寸(指寸)。

穴位应用: 1. 按摩——用拇指指腹揉按外劳宫穴 5 分钟。
2. 小儿针灸——直刺 0.3～0.5 寸;可艾灸。

八邪穴 | 清热解毒

疾病主治: 手背痛、头痛、喉痹、齿痛、毒蛇咬伤等。

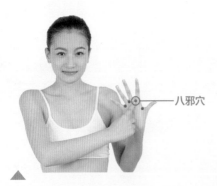

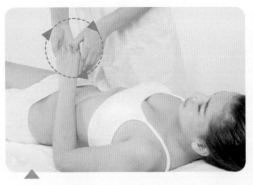

具体位置: 位于手背侧,微握拳,第一至第五指间,指蹼缘后方赤白肉际处,左右共八穴。

穴位应用: 按摩——每天用拇指指腹压揉 50～100 次,可治疗手指关节疾病、手指麻木等。

四缝穴 | 导滞化积

疾病主治: 疳积、腹泻、胃脘痛、气喘、咳嗽等。

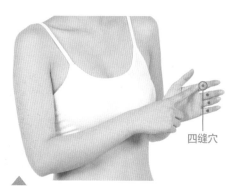

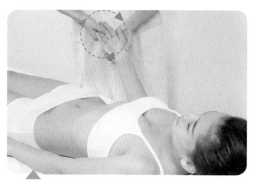

具体位置: 位于第二至第五指掌侧,近端指关节的中央,一侧四穴,共八穴。

穴位应用: 1. 按摩——用拇指指腹掐揉四缝穴3分钟,长期按摩,能防治疳积、胃痛等。

2. 小儿针灸——点刺出血即可(或者挤出少许黄色透明液体)。

定喘穴 | 止咳平喘

疾病主治: 肺痨、咳嗽、肩背痛、瘾疹等。

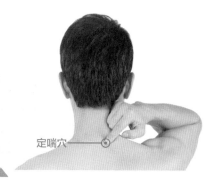

定喘穴

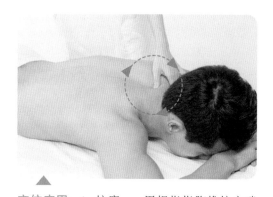

具体位置: 位于背部,第七颈椎棘突下,旁开0.5寸。

穴位应用: 1. 按摩——用拇指指腹推按定喘穴1～3分钟。

2. 小儿针灸——直刺0.3～0.8寸;可艾灸。

夹脊穴 ┃ 调脏腑、活经络

疾病主治： 上肢痛、胸痛、腹痛、腰背痛、下肢痛等。

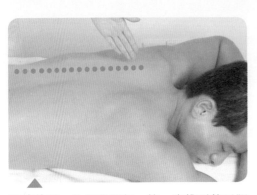

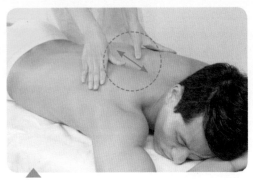

具体位置： 位于背腰部，第一胸椎至第五腰椎棘突下两侧，后正中线旁开 0.5 寸，一侧 17 穴。

穴位应用： 1. 按摩——用双手拇指指腹每天沿脊柱两侧由上至下反复推揉，3～5 分钟。

2. 小儿针灸——稍向内斜刺 0.5～1 寸；可艾灸。

胃脘下俞穴 ┃ 健脾理气

疾病主治： 消渴、胃痛、胸胁痛、腹痛、咳嗽等。

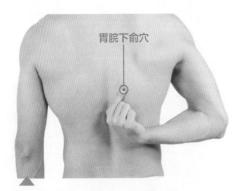

胃脘下俞穴

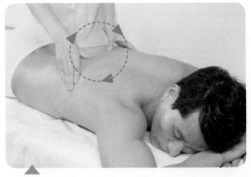

具体位置： 位于背部，第八胸椎棘突下，旁开 1.5 寸。

穴位应用： 1. 按摩——用双手拇指指腹每天揉按 3～5 分钟，对胃痛等有疗效。

2. 小儿针灸——向脊柱方向斜刺 0.3～0.5 寸；可艾灸。